HEYNE BÜCHER

D1858076

HEYNE KOCHBÜCHER

STEFANIE ROEDIGER

DIÄT BEI ERHÖHTEM BLUTDRUCK

Mit über 200 Rezepten

Originalausgabe

WILHELM HEYNE VERLAG
MÜNCHEN

HEYNE-BUCH Nr. 4210
im Wilhelm Heyne Verlag, München

Copyright © 1976 by Wilhelm Heyne Verlag, München
Printed in Germany 1976
Umschlagfoto: Fotoatelier Teubner, Füssen
Umschlaggestaltung: Atelier Heinrichs, München
Gesamtherstellung: Ebner, Ulm

ISBN 3-453-40174-3

*»Maßhalten in allen Dingen,
eine karge, gesunde Ernährung
und Sport und Bewegung
sind das Geheimnis eines
langen Lebens.«*

Hippokrates

Inhalt

Vorwort

Die 26. Internationale Handwerksmesse vom März 1974 in München brachte es an den Tag! Allein 13 % der 25 000 Besucher, die sich dem Gesundheitstest der Bayerischen Innungskrankenkasse unterwarfen, litten unter zu hohem Blutdruck. Da viele nicht einmal eine Ahnung von ihrer Erkrankung hatten, war es ein besonders großer Schock für alle. Es ist eine traurige Tatsache, daß die Zahl der Blutdruckerkrankungen von Jahr zu Jahr weiter anwächst. Bereits jeder zehnte Mitteleuropäer leidet unter erhöhtem Blutdruck. Diese Zahlen sind um so alarmierender, als es sich hierbei keineswegs ausschließlich um ältere Menschen handelt — junge Leute werden auffallend häufig von dieser Erkrankung betroffen. Besonders diese Kranken stehen einer Umstellung ihrer bisherigen Lebensgewohnheiten — wobei die Ernährung eine ganz wesentliche Rolle spielt — hilflos gegenüber. Daß es in diesen Fällen aber unbedingt notwendig ist, auf schnellstem Wege seine Lebensweise zu ändern, dürfte wohl jedem, der diese Entwicklung verfolgt, klar sein.

Zwar läßt sich bei dem heutigen Stand der Medizin vieles hervorragend durch Medikamente heilen — aber noch immer bildet eine wohlausgewogene und den jeweiligen Anforderungen entsprechend zusammengestellte Ernährung das »I-Tüpfelchen« bei sämtlichen Heilerfolgen.

Dieses Buch möchte all denjenigen helfen, die bisher nach entsprechenden Richtlinien gesucht haben. Ebenso denen, die plötzlich von ihrem Arzt auf die Blutdruckerkrankung hingewiesen wurden und sich nun vor das Problem einer veränderten Lebensweise gestellt sehen.

Es wurde versucht, nicht allzu medizinisch-wissenschaftlich vorzugehen, dabei aber trotzdem auf die wesentlichen chemischen

Zusammenhänge einzugehen und sie zu erklären. Eine reiche Auswahl an Rezepten, Vorschläge für einen Wochen-Speiseplan und Tips, wie sich Gasthausessen umgehen bzw. sinnvoll zusammenstellen läßt, damit Diätfehler vermieden werden, bieten Gelegenheit, die Ernährung auf die neuen Verhältnisse mühelos umzustellen. Und so wünsche ich allen in diesem Sinne wieder viel Freude am Essen.

Stefanie Roediger

Ursachen und Symptome des Bluthochdrucks

In unserem mit Blut angefüllten Gefäßsystem, das man vielleicht am besten mit einem Röhrensystem vergleichen könnte, ist das Herz als Pumpe eingeschaltet. Hinter dem Herzen befindet sich das arterielle Röhrensystem als sogenannter Windkessel, und am Ende des Gefäßrohres liegen die kleineren Arterien, die die eigentlichen Regulatoren des peripheren Druckes sind.

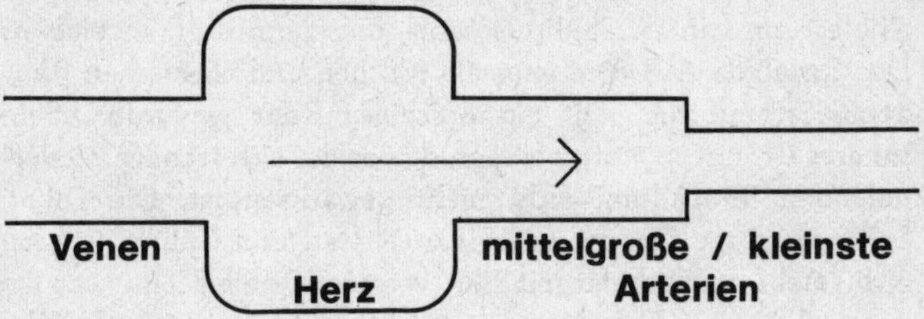

Vor dem Herzen haben wir die großen und mittleren Blutadern als Blutreservoir. Die wichtigste Aufgabe nun, die der Kreislauf zu bewältigen hat, ist der Blutdruck. Normalerweise schwankt unser Blutdruck im Verlauf eines Tages ganz erheblich. Bei körperlicher Tätigkeit oder Aufregungen steigt er, während des Schlafens sinkt er. Man unterscheidet einen systolischen und einen diastolischen Blutdruck; beide sind von Bedeutung und werden gemessen. Der Normalwert für den systolischen – oberen – Blutdruck liegt zwischen 110 und 140 Millimeter Quecksilbersäule (mmHg); für den diastolischen – unteren – Blutdruck zwischen 70 und 90 mmHg. Sind nun bei einer Messung diese Werte erheblich erhöht, braucht das nicht gleich ein Alarmzeichen zu sein. Erst wenn der Blutdruck bei mehrfach durchgeführten Messungen nicht wieder zu Normalwerten zurückkehrt, kann es sich um einen krankhaft bedingten Bluthochdruck handeln. Entscheidend dabei ist aber auch in erster Linie das Lebensalter. Ein Hochdruck von 160 mmHg bei einem Zwanzigjährigen bedeutet eine viel größere Gefahr als etwa bei einem Fünfzigjährigen.

Bluthochdruck oder auch Hypertonie kann durch verschiedene Ursachen entstehen. Hier soll von den zwei häufigsten Ursachen die Rede sein: der Arteriosklerose und der Kontraktion (Zusammenziehung) der Blutgefäße.

Die Arteriosklerose ist wohl mit Abstand die weitverbreitetste Form eines erhöhten Blutdrucks und eine im Alter fast unabwendbare Erkrankung der Arterien (Schlagadern). Durch das Altern der Gefäße findet eine Bindegewebsverhärtung der Gefäßinnenhaut statt. In dieses so geschädigte Gewebe wird Cholesterin (ein fettähnlicher Stoff) und dann Kalk abgelagert. Das Resultat: Aus dem ehemals weichen und elastischen Blutgefäß ist mit der Zeit ein brüchiges Rohr geworden. Sein Inneres ist nun so stark verengt, daß es der sich ständig wiederholenden Blutfüllung nicht mehr gewachsen ist. Die Folge: Lebenswichtige Organe wie Herz, Nieren und Gehirn werden nicht mehr ausreichend mit Blut versorgt. Viele Menschen, die z. B. einen Herzinfarkt erleiden, litten vorher oftmals über längere Zeit an unbehandeltem Bluthochdruck. Denn erst die schädigenden Auswirkungen auf andere Organe lassen einen Bluthochdruck erkennen und dann behandeln. Es sollte zur Gewohnheit eines jeden Menschen werden, seinen Blutdruck in bestimmten Abständen durch einen Arzt kontrollieren zu lassen. Ganz besonders aber dann, wenn in der Familie bereits Bluthochdruck, Übergewicht oder Diabetes mellitus aufgetreten ist.

Heute werden bereits Blutdruckapparate angeboten, damit der Laie zu Hause selbst seinen Blutdruck messen und somit kontrollieren kann. Ein solcher Apparat darf nie in eigener Regie benutzt werden. Ärztliche Anleitung und Kontrolle sind unabdingbar. Der Laie allein ist nun mal nicht in der Lage, biologische und krankhafte Zusammenhänge richtig zu beurteilen. Hinzu kommt, daß der Blutdruck nur mit einer ganz bestimm-

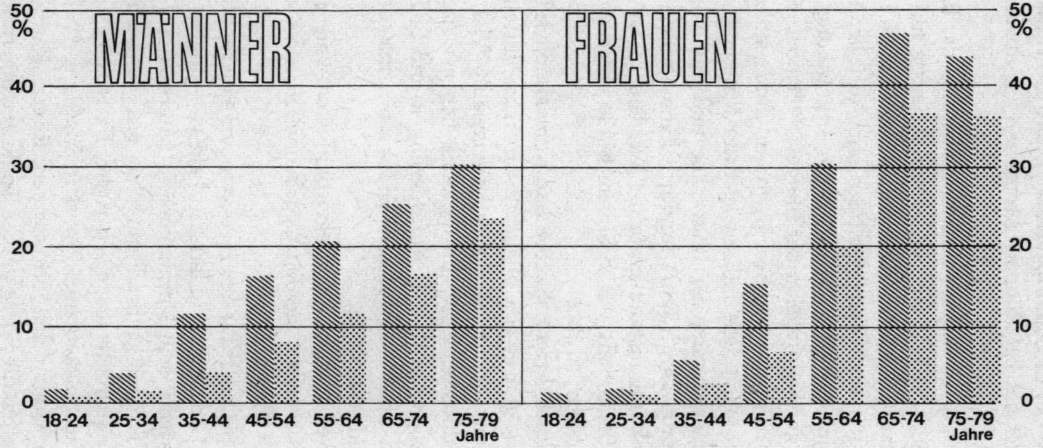

Häufigkeit der Hypertonie und hypertensiven Herzkrankheiten
(aus: National Center for Health Statistics. Washington 1967)

ten, sogenannten armgerechten Manschette gemessen werden darf. Sonst kann es nämlich passieren, daß bei dicken Armen ein zu hoher und bei dünnen Armen ein zu niedriger Wert erreicht wird!

Bei dem durch Kontraktion (Zusammenziehung) der Blutgefäße bedingten Hochdruck kommt die Arteriosklerose nicht als Ursache in Betracht. Dieses Erscheinungsbild ist typisch für unsere Zeit und in ständiger Zunahme begriffen. Auffallend ist auch, daß gerade junge Menschen von dieser Erkrankung betroffen werden. Bei der Kontraktion der Blutgefäße handelt es sich um eine Gefäßverkrampfung, hervorgerufen durch ständige psychische Belastungen. Jede stärkere seelische Erregung verursacht eine Zusammenziehung der Blutgefäße und damit eine Blutdrucksteigerung. Durch Jahre hindurch kann somit ein chronischer Kontraktionszustand gezüchtet werden. Es ist wohl besonders der Streß, dem wir in hohem Maße unterworfen sind, der dafür verantwortlich ist.

Gegen den durch Arteriosklerose und Kontraktionen bedingten Bluthochdruck gibt es eine Vielzahl von Arzneimitteln, die der Arzt nach dem individuellen Befund auswählt. Viel wichtiger aber als Medikamente ist eine gesunde Lebensweise, bei der eine wohlausgewogene, den Anforderungen und Bedürfnissen entsprechend zusammengestellte Ernährung erst den vollen Heilerfolg bedeuten kann.

Deshalb ist es wichtig, Lebensgewohnheiten und Ernährung beizeiten umzustellen, sie den Gegebenheiten anzupassen und sich vor allem Übermaß zu hüten.

Jedes Übergewicht ist für den Hypertoniker ein erhöhtes Risiko. So ist es fast selbstverständlich, so bald wie möglich — jedoch sinnvoll — wieder sein Normalgewicht zu erreichen (siehe Tabelle III). Vernünftige Ernährung hat nur dann einen Sinn, wenn sie mit ausreichender körperlicher Betätigung kombiniert wird. Tägliche Spaziergänge, Sport in Maßen getrieben, z. B. Tennis- oder Golfspielen, Schwimmen, Reiten, Radfahren und Skilaufen, helfen die Sorge um die Taille verringern und bilden einen guten Ausgleich zum täglichen bewegungsarmen Leben.

Hochdruckkranke im fortgeschrittenen Alter sollten, wenn der Wert ihrer Blutdruckmessung über 180/100 mmHg hinausgeht, keine anstrengenden Sportarten betreiben. Starken Rauchern wäre außerdem zu empfehlen, das Rauchen einzustellen, wenigstens energisch zu reduzieren.

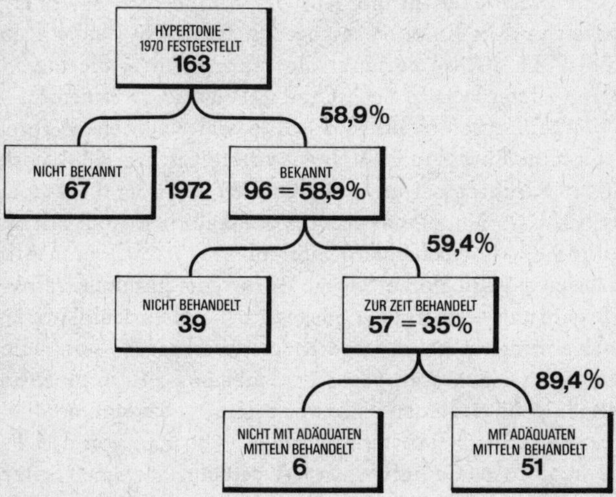

Ergebnisse einer Nachbefragung im Jahre 1972 von Hypertonikern, die 1970 im Alter von 50 Jahren in Hannover festgestellt wurden.

Der Energiebedarf und seine Berechnung

Die Menschen sind verschieden; verschieden ist deshalb auch ihr Energiebedarf. Er wird in Kalorien (neuerdings schon in Joule) ausgerechnet und richtet sich nach Geschlecht, Alter, Größe Arbeitsleistung und Gesundheitszustand. Bei der chemischen Umwandlung der aufgenommenen Nährstoffe Eiweiß, Fett und Kohlenhydrate entsteht im Körper Wärme, die als Energie gemessen und in Kalorien angegeben wird. Physikalisch ausgedrückt: ›Eine Kilokalorie ist die Wärmemenge, die benötigt wird, um 1 Liter Wasser um 1 Grad Celsius zu erwärmen.‹
Die Nährstoffe liefern unterschiedlich viel Kalorien. Während je 1 Gramm Eiweiß und Kohlenhydrate zu 4,1 Kilokalorien verbrennen, führen wir uns mit 1 Gramm Fett über die doppelte Menge an Kalorien zu, nämlich 9,3 Kilokalorien. Auch Alkohol ist ein nicht zu übersehender Kalorienlieferant: 1 Gramm Alkohol erzeugt 7 Kilokalorien. So ist es für eine gesunde, vollwertige Ernährung – d. h. eine ausgeglichene Kalorienbilanz zwischen Nahrungsaufnahme und Kalorienverbrauch – unbedingt erforderlich, seinen täglichen Kalorienbedarf zu errechnen und anteilmäßig die einzelnen Nährstoffe darauf abzustimmen.
Um den Kalorienbedarf zu errechnen, geht man von drei Faktoren aus: dem Grundumsatz, Arbeitsumsatz und Freizeitumsatz.

Der Grundumsatz ist die Energie bzw. Kalorienmenge, die der Mensch zur Aufrechterhaltung seiner Körperfunktionen bei völliger Ruhe innerhalb von 24 Stunden verbraucht. Auf eine einfache Formel gebracht: Pro kg Körpergewicht und Stunde verbraucht der Körper 1 Kilokalorie.

Der Arbeitsumsatz hängt von der jeweiligen Schwere der körperlichen Tätigkeit ab.

Er beträgt bei

leichter Arbeit	zwischen 60 — 75	kcal/Std.
mittelschwerer Arbeit	zwischen 90 — 120	kcal/Std.
schwerer Arbeit	zwischen 120 — 180	kcal/Std.

(Tätigkeitsmerkmale nach Schweregrad erscheinen in Tabelle I)

Der Freizeitumsatz liegt je nach körperlicher Betätigung zwischen 300 — 700 kcal/Tag. Bei sportlichen Leistungen erhöht er sich bis um das Dreifache (Angaben bitte der Tabelle II entnehmen).
Anhand einer Modellfigur läßt sich vielleicht am besten die Errechnung eines Kalorienbedarfs aufzeigen. Als Basis und günstige Voraussetzung gilt immer das Normalgewicht eines Menschen (siehe Tabelle III).
Unsere Modellfigur ist männlichen Geschlechts, 175 cm groß, wiegt 70 kg und übt eine vorwiegend sitzende Tätigkeit aus.

70 kcal x 24 Stunden	=	1 680 Grundumsatzkalorien
70 kcal x 8 Stunden	=	560 Arbeitsumsatzkalorien
1 Stunde mit Kindern spielen	=	140 Freizeitkalorien
1 Stunde spazierengehen	=	240 Freizeitkalorien
1/2 Stunde Autofahren	=	20 Freizeitkalorien
		2 600 Kilokalorien

würde unsere Modellfigur insgesamt pro Tag verbrauchen.
Da die Tabellen immer nur Durchschnittswerte angeben können, läßt sich auf diese Art und Weise der tägliche Kalorienbedarf individueller errechnen.
Bei Neigung zu Übergewicht oder bereits vorhandenem Übergewicht ist eine Kalorienbeschränkung (= Reduzierung) unbedingt notwendig, da jedes kg Übergewicht eine Gefahr für die Gesundheit und dadurch eine Verkürzung der Lebenserwartung sein kann. Wenn vom Arzt nicht anders verordnet, genügt es bereits, von dem errechneten täglichen Kalorienbedarf 600 Kalorien abzuziehen. Das würde ausreichen, um täglich etwa 100 g

reines Fettgewebe abzubauen. Bei einem normalen Arbeitstag sollte eine größere Kalorienreduzierung über längere Zeit hinweg nicht praktiziert werden. – Um eine wohlausgewogene, allen Ansprüchen und Anforderungen gerechte Ernährung zu gewährleisten, empfiehlt die Deutsche Gesellschaft für Ernährung, die Kalorien prozentual wie folgt über den Tag zu verteilen:

30 % für das 1. und 2. Frühstück,
40 % für das Mittagessen,
30 % für Nachmittag und Abendessen.

Waren wir bisher mehr oder weniger mit der Kalorienberechnung vertraut, so müssen wir nun in nächster Zeit umlernen: Durch das in der Bundesrepublik am 2. Juli 1970 in Kraft getretene Gesetz über die Einheiten im Meßwesen wird ab 1978 aus der Maßeinheit *Kilokalorie* dann *Kilojoule*. Der Begriff Joule (sprich: Dschul oder auch Dschaul) kommt genau wie die Kalorie aus dem Physikalischen und ist eine Meßeinheit für Wärmeenergie. Für die Umrechnung gilt folgende Formel:

1 kcal = 4,186 kJ
1 kJ = 0,239 kcal

Für die Nährstoffe bedeutet es:

1 Gramm Eiweiß	=	4,1 kcal	=	17 kJ
1 Gramm Fett	=	9,3 kcal	=	38 kJ
1 Gramm Kohlenhydrate	=	4,1 kcal	=	17 kJ
1 Gramm Alkohol	=	7,0 kcal	=	30 kJ

Liebgewordene, altvertraute Gewohnheiten legt man nur ungern ab, deshalb soll in diesem Buch noch die Rede von Kalorien sein. Bei der Umrechnung auf Joule brauchen dann lediglich die Kalorienwerte mit 4,186 multipliziert zu werden.
Eines ist aber gewiß, egal, ob wir unseren Speiseplan nach

»Kalorien«, »Joule« oder »Energien« zusammenstellen, wichtig allein ist, nicht mehr zu essen und zu trinken, als es nach Lebensalter, Geschlecht und körperlicher Beanspruchung empfohlen wird. Die Umrechnung auf Joule wird sich um so müheloser vollziehen, je besser man jetzt mit den Kalorien vertraut ist und lernt, welche Lebensmittel und Getränke besonders reich oder arm an Kalorien sind und welche Nährstoffe sie im einzelnen enthalten..

Tabelle I

Kalorienbedarfs-Tabelle bei verschiedenen körperlichen Tätigkeiten:

Körperliche Tätigkeit	*Männer* 70 kg	*Frauen* 60 kg
Leichte:		
Apotheker, Buchbinder Buchdrucker, Fördermaschinist, Goldschmied, Handsetzer, Laborant, Lehrer, Geistesarbeiter, Zeichner, Büroangestellter, Hausfrau, Weberin, Näherin, Sekretärin	2400–2600 Kalorien	2200–2400 Kalorien
Mittelschwere:		
Arzt, Ingenieur, Friseur, Lokführer, Pkw-Fahrer (berufl.), Schauspieler, Schneider, Sozialberufe, Briefträger, Metzger, Schlosser, Briefträger, Hausangestellte, Hausfrau mit Kindern und ohne arbeitserleichternde Geräte, Verkäufer/in, Handwerker	2800–3000 Kalorien	2600–2800 Kalorien
Schwere:		
Bauarbeiter, Zimmermann, Gärtner, Holzfäller, Steinhauer, Stukkateur, Montageschlosser, Winzer, Straßenbauarbeiter	3300–3500 Kalorien	

Tabelle II

Tabelle für den Energieverbrauch für 1/2 Stunde:

Tätigkeit:	*Kalorienverbrauch:*
Betten machen	86
Bügeln	84
Maschineschreiben	24
Schreiben	29
Stehen	19
Spielen mit Kindern	67
Spazierengehen (schnell)	120
Autofahren	20
Treppen steigen	490
Tapezieren, malern	100
Tanzen (Foxtrott)	170
Tennisspielen	170
Fußballspielen	220
Schwimmen	280
Dauerlauf	240
Gymnastik	45
Autowaschen	75
Fernsehen	10
Fenster putzen	80
Bergsteigen bei mäßiger Steigung	300
Abwaschen	35
Klavierspielen	35
Fußboden wischen	100
Staubwischen	75
Gartenarbeit Golfspielen Kegeln Reiten	125
Radfahren	150
Radfahren bergauf	300
Skifahren	225

Tabelle III

Männer Gr. cm	Min. kg	Idealgewicht Mittelwert kg	Max. kg	*Frauen* Gr. cm	Min. kg	Idealgewicht Mittelwert kg	Max. kg
160	53,7	58,3	63,0	150	44,3	48,2	52,2
161	54,4	59,1	63,9	151	44,8	48,8	52,7
162	55,1	59,9	64,8	152	45,3	49,3	53,5
163	55,7	60,7	65,8	153	45,8	49,8	53,8
164	56,4	61,6	66,7	154	46,4	50,3	54,3
165	57,0	62,4	67,6	155	46,9	50,9	54,9
166	57,7	63,2	68,6	156	47,4	51,4	55,4
167	58,4	64,0	69,5	157	47,9	51,9	55,9
168	59,0	64,8	70,5	158	48,4	52,5	56,5
169	59,7	65,6	71,4	159	49,0	53,1	57,2
170	60,4	66,4	72,3	160	49,5	53,8	57,9
171	61,0	67,2	73,3	161	50,0	54,4	58,5
172	61,7	68,0	74,2	162	50,5	55,0	59,2
173	62,4	68,8	75,1	163	51,1	55,7	59,9
174	63,1	69,5	75,9	164	51,7	56,3	60,5
175	63,8	70,2	76,6	165	52,4	56,9	61,2
176	64,5	70,9	77,4	166	53,0	57,6	61,9
177	65,2	71,6	78,6	167	53,6	58,2	62,5
178	65,9	72,4	78,8	168	54,3	58,8	63,2
179	66,5	73,1	79,6	169	54,9	59,4	63,9
180	67,2	73,8	80,3	170	55,5	60,0	64,5
181	67,9	74,5	81,0	171	56,1	60,7	65,2
182	68,6	75,2	81,8	172	56,8	61,3	65,8
183	69,3	75,9	82,8	173	57,4	62,0	66,5
184	70,6	77,3	83,3	174	58,0	62,7	67,3
185	70,6	77,3	84,0	175	58,6	63,4	68,1
186	71,3	78,0	84,8	176	59,3	64,1	68,9
187	72,0	78,8	85,5	177	59,9	64,8	69,7
188	72,7	79,5	86,2	178	60,5	65,5	70,5

Tabelle III (Fortsetzung)

Männer Gr. cm	Min. kg	Idealgewicht Mittelwert kg	Max. kg	*Frauen* Gr. cm	Min. kg	Idealgewicht Mittelwert kg	Max. kg
189	73,3	80,2	87,0	179	61,1	66,2	71,3
190	74,0	80,9	87,7	180	61,8	67,0	72,1
191	74,7	81,6	88,4	181	62,4	67,7	72,9
192	75,4	82,3	89,2	182	63,0	68,4	73,7
193	76,1	83,0	89,9	183	63,6	69,1	74,5
194	76,8	83,7	90,6	184	64,3	69,8	75,3
195	77,4	84,4	91,3	185	64,9	70,5	76,1

Die Tabelle ist berechnet nach den Angaben in dem Home Economics Research Report Nr. 10 ARS USDA.

Das zu jedem Typ passende Gewicht ist abhängig von Geschlecht, Alter, Größe und dem Knochenbau. Außerdem ist zu berücksichtigen, ob es sich um einen von Natur aus rundlichen oder schmalen Typ handelt. Aus diesem Grunde wird das Normalgewicht mit einer Spanne von Mindest-Kilogewicht (Min.) und einem Maximal-Kilogewicht (Max.) angegeben. Das Gewicht mit der optimalen Lebenserwartung ist allerdings das Idealgewicht (mittlere Spalte der Tabelle).

Die Nährstoffe und ihre Bedeutung

Unsere Nahrung enthält Nährstoffe, diese werden also mit der täglichen Kost dem Körper zugeführt. Sie haben die verschiedensten Aufgaben; so dienen sie als Baustoffe, als Energielieferanten und als Reglerstoffe. Weitere Bestandteile unserer Kost sind die Ballast-, Duft- und Geschmacksstoffe. Sie gehören keiner der oben aufgeführten Gruppe an, sind aber aufgrund ihrer funktionsfördernden Stoffe (sie sorgen beispielsweise für eine geregelte Verdauung) als tägliche Zufuhr notwendig.
Eiweiß, Fett und Kohlenhydrate sind die drei Hauptnährstoffe, sie überwiegen mengenmäßig in den Nahrungsmitteln. Mineralstoffe und Vitamine zählen zu den Ergänzungs- und Schutzstoffen. Eiweiß dient in der Hauptsache als Baustein, Kohlenhydrate und Fette als Energielieferanten. Das heißt, sie werden im Körper verbrannt und erzeugen Wärme, d. h. Energie, die wir brauchen, um körperliche Leistungen zu vollbringen. Von den Mineralstoffen dienen einige als Bau- und Reglerstoffe, andere, genau wie die Vitamine, nur als Reglerstoffe für die verschiedenen Funktionen des Stoffwechsels. Damit die Nährstoffe nun all ihre Aufgaben richtig erfüllen können, müssen sie dem Organismus in ganz bestimmten Mengen täglich zugeführt werden. Diese Nährstoffmenge, die der Körper braucht, um voll leistungsfähig zu sein, bezeichnet man als Nährstoffbedarf. Er ist abhängig vom Energie- bzw. Kalorienbedarf.
Die Deutsche Gesellschaft für Ernährung empfiehlt: 15 % der Tageskalorien in Form von Eiweiß, 30 % als Fett und 55 % als Kohlenhydrate aufzunehmen. Bei einer durchschnittlichen Tageskost von *2 600 Kalorien* würde das z. B. so aussehen:

15 % Eiweiß	=	390 kcal	=	95 Gramm Eiweiß
30 % Fett	=	780 kcal	=	85 Gramm Fett
55 % Kohlenhydrate	=	1 430 kcal	=	355 Gramm Kohlenhydrate

Eiweiß, auch Protein genannt (nach dem griechischen Wort »protos« = der Erste), ist ein unentbehrlicher Baustein für die lebenden Zellen, kann durch keinen anderen Nährstoff ersetzt werden und findet sich in tierischen und pflanzlichen Nahrungsmitteln. Eiweiß sollte jeden Tag in einer bestimmten Menge zugeführt werden, um Gesundheit, Leistungsfähigkeit und Aufrechterhaltung der lebenswichtigen Stoffwechselvorgänge im menschlichen Körper zu gewährleisten. Empfehlenswert ist eine durchschnittliche Menge von 1 Gramm pro Kilo Körpergewicht. Kinder, Schwangere, Sportler und ältere Menschen haben einen höheren Eiweißbedarf und sollten pro Kilo Körpergewicht 1,5 Gramm Eiweiß zu sich nehmen. Das Minimum an zugeführtem Eiweiß sollte aber mindestens 30 Gramm pro Tag betragen. Ein über einen längeren Zeitraum andauernder Eiweißmangel kann nämlich zu schwerem Muskelschwund, Wassereinlagerungen im Gewebe – ja, bis zu totaler Erschöpfung mit Todesfolge führen. Da auch die körperliche und geistige Entwicklung eines Menschen von einer ausreichenden Eiweißversorgung abhängt, ist es notwendig, bereits im Säuglingsalter auf ausreichende Eiweißaufnahme zu achten. Versäumnisse lassen sich hier später nicht wiedergutmachen. Auch der erwachsene Mensch kann ohne ausreichende Eiweißmengen nicht gesund und leistungsfähig bleiben.

Das tägliche Leben besteht aus einem ständigen Verschleiß: Körperzellen sterben ab und müssen erneuert werden, Enzyme – eiweißhaltige Verbindungen – werden immer wieder neu produziert, um komplizierte Stoffwechselvorgänge steuern zu können. All das läßt sich nur durch Eiweiß bewerkstelligen. Die kleinsten Bausteine in der Natur sind die Atome, die sich wiederum zu Molekülen zusammensetzen. Jedes Eiweißmolekül z. B. besteht aus 28 Aminosäuren, organische Verbindungen, aus denen der Körper seine Zellen aufbaut. Von diesen 28 Aminosäuren kann der menschliche Organismus 20 selbst aufbauen, die restlichen acht muß er mit der täglichen Kost aufnehmen. Nun wird nicht jede Art von Eiweiß gleich gut vom Organismus aufgenommen, da die einzelnen in den Nahrungsmitteln vorkommenden Proteine unterschiedlich hohe biologische Wertigkeiten aufweisen. Eine Eiweißart ist um so wertvoller, je mehr eigene Zellen der menschliche Körper aus ihr aufbauen kann — das wird als biologisch hochwertig und »essentiell« (»lebensnotwendig«) bezeichnet. Je mehr essentielle Aminosäuren also in einer Eiweißart vorhanden sind, desto höher ist auch ihre biologische Wertigkeit. Diese günstige Zusammensetzung finden wir vor allem in tierischen Eiweißprodukten. So ist das Eiweiß von Milch, Quark, Käse, Fleisch und Eiern besonders hochwertig und sollte mindestens die Hälfte der Eiweißkalorien bei der täglichen Bedarfsdeckung ausmachen; es ist also wertvoller als pflanzliches Eiweiß. Theoretisch wäre es möglich, den Eiweißbedarf ausschließlich durch pflanzliches Eiweiß zu decken. Doch wären die nötigen Mengen der pflanzlichen Produkte aufgrund ihrer niedrigen Eiweißwertigkeit so groß, daß das sich daraus ergebende Völlegefühl den Menschen stark belasten würde. Ausschließlich tierisches Eiweiß zu essen, wäre aber genauso falsch. Besser ist eine ausgewogene Zusammenstellung von tierischen und pflanzlichen Nahrungsmitteln, die eine optimale biologische Wertigkeit erzielt.

So ergänzen sich ideal:

Brot	—	mit Fleisch, Fisch, Milch und Eiern
Kartoffeln	—	mit Milch, Quark, Fleisch und Eiern
Hülsenfrüchte	—	mit Eiern, Milch, Fisch und Fleisch

Sicherlich kommt dem Eiweiß in unserer Ernährung die größte Bedeutung zu; daneben aber dürfen Fette und Kohlenhydrate nicht vergessen werden. Die Nahrungsfette finden wir in pflanzlichen und tierischen Produkten. Sie treten in den verschiedensten Verbindungen in unseren Nahrungsmitteln auf. Fette sind Glycerinester der verschiedenen Fettsäuren (Ester = Verbindung von Säure und Alkohol).

Ernährungsphysiologen unterscheiden Fette streng nach ihren verschiedenartigen Fettsäuren: gesättigte, ungesättigte und hochungesättigte Fette. Die gesättigten Fettsäuren — die satten

Fette – sind träge und schwerfällig, während die ungesättigten Fette eine gewisse Aktivität besitzen. Daraus ergibt sich eine einfache Formel: Je fester ein Fett ist (Butter, Butterschmalz, Schweineschmalz, Rinderfett, Gänsefett, Kokosfett, Hammeltalg und Palmkernfett), um so »gesättigter« ist es. Und umgekehrt: Je flüssiger ein Fett bei Zimmertemperatur ist (Leinöl, Maiskeimöl, Mohnöl, Sonnenblumenöl, Olivenöl, Erdnußöl, Sojaöl, Fischtran und sonstige Pflanzenöle), um so »ungesättigter« ist es auch. Während der Körper in der Lage ist, gesättigte und ungesättigte Fettsäuren selbst aufzubauen (beispielsweise wird »Süßes« zu Fett), müssen die hochungesättigten Fettsäuren, wie z. B. die Linolsäure, mit der Nahrung zugeführt werden. Da sie für bestimmte Vorgänge, die noch näher beschrieben werden, unbedingt notwendig sind, bezeichnet man sie auch als die »essentiellen« Fettsäuren.

Immer wieder wird der übermäßige Fettkonsum von tierischen Fetten, die vorwiegend aus gesättigten Fettsäuren bestehen und zu denen auch das Cholesterin gehört, in Verbindung mit der Entstehung einer Arteriosklerose genannt. Grundsätzlich soll dazu folgendes gesagt werden: Der Organismus braucht jeden Tag eine bestimmte Menge an Cholesterin, damit er die notwendigen Hormone (mit) aufbauen kann. Dazu bildet der Körper selbständig – unabhängig von der relativ kleinen Menge, die mit den Nahrungsmitteln aufgenommen wird – das Acht- bis Zehnfache an Cholesterin. Etwas anderes ist allerdings weitaus bedeutender: Die vom Organismus gebildete Cholesterinmenge, die mit dem Blut ständig durch den Körper transportiert wird, ist abhängig von der Art und Menge der genossenen Fette. So kommt es, daß gesättigte Fettsäuren die Cholesterinbildung in der Leber erhöhen, während ungesättigte und hochungesättigte Fette die Cholesterinbildung hemmen und dadurch den Cholesterinspiegel im Blut und in der Leber senken.

In unserer Ernährung kommt es deshalb in erster Linie darauf an, die Nahrungsfette nach ihrem Gehalt an essentiellen Fettsäuren auszusuchen und dadurch das Cholesterin als Faktor zur Entstehung von ernährungsbedingten Erkrankungen aus-

zuschalten. Da die ungesättigten essentiellen Fettsäuren sehr luftsauerstoffempfindlich sind, sich leicht verändern und ranzig werden, müssen sie im Haushalt dunkel aufbewahrt und rasch verbraucht werden. Aber auch bei den Fetten gilt das, was beim Eiweiß bereits erwähnt wurde: Sich ausschließlich von »Essentiellem«, also Hochwertigem, zu ernähren, wäre falsch, denn ein »Übermaß« ist genauso schädlich wie ein »Untermaß«.
Essentielle Fettsäuren werden aber nicht nur durch unsachgemäße Lagerung ranzig, sondern bereits durch den Sauerstoff der Atemluft im Körper angegriffen, so daß sie dort auch ranzig werden können. Allerdings ist der Körper gegen diesen Vorgang gewappnet; er hält einen Schutzstoff, das Vitamin E, bereit, das die Ranziditätsprodukte entgiftet. Nur bei ausschließlichem Genuß von ungesättigten Fettsäuren würde dieser Schutz versagen. Deshalb auch beim Fett die Hälfte des angegebenen Prozentsatzes von 30 % aus gesättigten Fetten (Fleisch, Wurstwaren, Butter, Sahne und alle »unsichtbaren« Fette) und ungesättigten Fetten (Keimöle, vitaminierte Margarine) decken. Koch- und Streichfette bezeichnet man als »sichtbare« Fette, die jeder als Butter, Margarine, Pflanzenfett, Öle, Schmalz und Speck kennt. Fett ist aber auch in unsichtbarer Form als »verstecktes« Fett in vielen Nahrungsmitteln enthalten. Fleisch, Fisch, Milch, Käse, Sahne, Nüsse, Mehle und Getreideprodukte, Brot- und Backwaren, Hülsenfrüchte, Sojabohnen, Marzipan und Schokoladenerzeugnisse weisen oft einen ganz erheblichen Fettanteil auf. Wenn also von 30 % oder 85 Gramm Fett die Rede ist, so ist immer das sichtbare und das unsichtbare Fett der Nahrungsmittel damit gemeint.
»Durch Fett werden die Speisen erst richtig schmackhaft« — so haben wir es von unseren Großmüttern übernommen und glauben leider auch heute noch daran. Eines vergessen wir nur dabei: Früher wurde körperlich sehr viel mehr gearbeitet, als es heute in unserer vollautomatisierten, industrialisierten Gesellschaft erforderlich ist. Man gab das Fett nicht als Würze an die Speisen, sondern als zusätzliches Kräftigungsmittel. Heute können wir eine fettreiche Kost nicht verkraften, ohne übermäßig

an Körpergewicht zu gewinnen. Deshalb sollten wir versuchen, unseren Speisen nicht mit Fett, sondern mit Gewürzen und Kräutern den richtigen Geschmack zu verleihen.

Neben den Fetten bilden die Kohlenhydrate den zweitgrößten Energielieferanten. Zu ihnen gehören: Zucker, Stärke, Zellulose, Pektine (ein Gelierstoff in unreifem Obst) und Glykogen, ein Reservekohlenhydrat des tierischen Organismus. Zucker ist das leichtlöslichste Kohlenhydrat, das wir haben. Es wird nämlich nicht erst über den komplizierten Magen-Darm-Kanal abgebaut, sondern geht gleich ins Blut über, erzeugt eine schnelle Energieabgabe und steigert die Leistungsfähigkeit sprunghaft. Diese Wirkung macht man sich im Sport, bei langen Autofahrten und in der Medizin zunutze.

Stärke ist ein Bestandteil von Getreidekörnern und Kartoffeln und wird als ein langsam abbauendes Kohlenhydrat bezeichnet. Die mit der Nahrung aufgenommenen Kohlenhydrate werden — wie schon bereits erwähnt — zu Energie verbrannt. Ist der Kohlenhydratanteil in der Nahrung nun aber höher, als für den Verbrauch benötigt, wird ein Teil davon als Glykogendepot in der Leber gespeichert. Da die Speichermöglichkeit jedoch sehr begrenzt ist, wird der dann noch verbleibende Teil nicht etwa ausgeschieden, wie es z. B. beim Eiweiß der Fall ist, sondern er wird durch chemische Umwandlung im Körper zu Fett. Dieses Fett wird als Depotfett angelagert und ist schlechter als das Glykogen zu mobilisieren. Es ist deshalb sehr wichtig, neben der gezielten Aufnahme von Fett auch die Kohlenhydrate in der Nahrung nur in den Mengen aufzunehmen, wie sie auch verbraucht werden können.

Neben den genannten Hauptnährstoffen brauchen wir bestimmte Wirk- oder Schutzstoffe, die als Vitamine und Mineralstoffe bezeichnet werden. Wenn sie auch manchmal in winzigen Mengen als sogenannte Spurenelemente auftreten, so sind sie doch unentbehrlich für den gesamten Stoffwechsel. Sie schützen den Organismus vor Infektionskrankheiten, verhelfen den Nährstoffen bei ihrem Abbau im Körper zur vollen Wirksamkeit und sind als Schönheitsmittel für die Haut bekannt.

Tabelle IV

Vitamintabelle – Vorkommen, Bedarf, Bedarfsdeckung

Vitamin	*Vorkommen*	*Notwendig für*	*Tägl. Bedarf*	*Bedarfsdeckung*
A	Milchprodukte, Möhren, weiße Bohnen, Erbsen, Paprika, Petersilie, Spinat, Aprikosen, Brombeeren, Pampelmusen, Pflaumen, Leber, Niere, Eier	Haut, Schleimhäute, Zähne, Wachstum, Augen, Abwehr von Infektionen	1500 µg	1/2 l Milch 1 Ei 50 g Möhren, Grünkohl oder Spinat
B 1	Vollkornprodukte, Milch, Hefe, Haferflocken, Hülsenfrüchte, Haselnüsse, Eier, Innereien, Schinken, Kartoffeln, Schweinefleisch	Gesamtstoffwechsel, Nierentätigkeit, Zellatmung	1,6 mg	300 g Weizenvollkornbrot, Milch, Kartoffeln, 50 g Schinken, Fleisch (Kohlenhydrate erhöhen den Bedarf, Fett erniedrigt ihn)
B 2	Vollkornerzeugnisse, Innereien (vor allem Leber und Niere), Käse, Milch, Endiviensalat, Champignons, Grünkohl, Spargel	Wachstum, Blutbildung, allgemeine Spannkraft, Kohlenhydratabbau	1,8 mg	75 g Leber oder Niere (oder: 1/2 l Milch und 300 g Vollkornbrot und 50 g Käse)
B 6	Buttermilch, Milchpulver, Leber, Eigelb	Hautatmung, Wachstum, Energieumsatz	1,2 mg	Wie bei Vit. B 1 und B 2

B 12	Milch, Eigelb, Geflügel-Leber, Süßwasserfische, Weizen-, Roggen- und Hafervollkorn	Blutbildung, Zellaufbau	1–2 μg	Wie bei Vit. B 1 und B 2
C	Gemüse in frischem Zustand Milch, Quark, Rindfleisch, Huhn, Innereien, Eier, Kartoffeln, Honig, Obst in frischem Zustand	Zellstoffwechselaktivierung, Abwehr von Infektionen, Wundheilung	75 mg	250 g Obst und Gemüse
D	Butter, Lebertran, Sonnenblumenöl, Hering, Thunfisch, Eier, Kakao, Käse, Leber, Margarine, Lachs	Mineralstoffwechsel Knochen- und Zahnbildung	10 mg	100 g Hering oder Lachs (oder 100 g Leber und 50 g Käse und 1 Ei und 30 g Margarine und 1 EL Öl)
E	Vollkornkeime, Reis, Möhren, Schwarzwurzeln, Kresse, Spinat, Wirsing, Feldsalat, Porree, grüne Bohnen, Vollkornsojamehl	Fortpflanzung, Produktion gesunder Gene, Drüsentätigkeit	nicht festgelegt	Mangelerscheinungen nur sehr selten, da ausreichend in einer vollwertigen Mischkost enthalten
H	Milch, Leber, Niere, Kleie (vom Korn), Kartoffeln	Hautbeschaffenheit, Wachstum	nicht festgelegt	kein Mangel in unseren Breitengraden

Das in der Ernährung wichtige Grammgewicht wird für die Vitamine noch weiter unterteilt. So hat:

1 Gramm (g) = 1000 Milligramm (mg)
1 Milligramm (mg) = 1000 Mügramm (μg)

Vitamine sind organische Stoffe, die regelmäßig dem Organismus zugeführt werden müssen. Fehlt ein Vitamin in der Nahrung, so kann es zu einer Avitaminose – einer sogenannten Vitaminmangelerkrankung – kommen, die in schweren Fällen sogar bis zum Tode führt. Auch wenn die Vitaminzufuhr vorhanden, aber nicht ausreichend ist, kann es zu Störungen des Wohlbefindens und der Leistungsfähigkeit kommen. Die Vitamine werden nach ihrer Lösbarkeit in fettlösliche und wasserlösliche Vitamine eingeteilt:

Die fettlöslichen Vitamine sind: A, Karotin (ein Provitamin von A), D und E. Sie sind empfindlich gegen Luftsauerstoff, Lichteinwirkung und Hitze. Daraus ergibt sich folgende küchentechnische Behandlung: Gemüse, Milch und Fette immer in dunklen Räumen oder Behältern aufbewahren, nicht geöffnet oder stark zerkleinert an der Luft liegen- bzw. stehenlassen und in wenig Wasser nicht zu lange kochen.

Zu den wasserlöslichen Vitaminen zählen wir: C, B-Komplex (B 1, B 2, B 6, B 12) und H.

Auch diese Gruppe ist empfindlich gegen Sauerstoff und Hitze. Daraus ergibt sich für die Zubereitung: Gemüse nicht zerkleinert im Wasser liegen lassen, Rohkost und Salate erst unmittelbar vor dem Essen zubereiten; wenn schon etwas früher zubereitet werden muß, dann zugedeckt stehenlassen. In wenig Wasser garen, kurze Kochzeiten wählen und das Koch- bzw. Einweichwasser immer mitverwenden. Denn es sollte nicht der *»Ausguß«* sein, der mit den besten Bestandteilen unserer Nahrungsmittel versorgt wird.

(Tabelle IV gibt einen genauen Überblick über Vorkommen, Bedarf und Bedeutung der lebenswichtigsten Vitamine.)

Kleine Gewürzkunde

Wir haben uns in den vorangegangenen Kapiteln eingehend mit der Zusammensetzung unserer Nahrung und ihrem Wert beschäftigt. Was hilft aber die ganze Theorie ohne Praxis? Wahre Kochkunst wird nämlich erst durch die Kunst des richtigen Würzens gekrönt. Es genügt einfach nicht, die tägliche Kost allein nach dem Wert der Nährstoffe zusammenzustellen. Alle Lebensmittel sollten so zubereitet werden, daß der größte Teil ihrer Inhaltsstoffe erhalten bleibt und sich ihr Wohlgeschmack erhöht. Das setzt allerdings die sachkundige Anwendung von Küchenkräutern und Gewürzen voraus. Viel zu wenig machen wir uns die Fülle von Möglichkeiten zunutze, die Speisen abwechslungsreich und schmackhaft auf den Tisch zu bringen. Zwar gibt es auf dem Markt eine Menge von fertigen Gewürzmischungen, doch sind sie eher für die »gewürz-unentschlossene« Hausfrau gedacht. Bei reichlichem Gebrauch dieser Würzmischungen hat man bald keine individuelle Kost mehr, sondern eher das typische Gasthaus- oder Kantinenessen. Das gilt es mit allen Mitteln zu verhindern, deshalb Mut fassen und tüchtig mit den verschiedensten Gewürzen und Kräutern experimentieren.

Gewürze sind naturbelassene Pflanzenteile, die aus Wurzeln, Wurzelstücken, Zwiebeln, Rinden, Blättern, Blüten, Früchten, Samen oder Kräutern bestehen. Sie werden getrocknet, mechanisch bearbeitet oder aber auch frisch angeboten. Die Heimat der meisten Gewürze sind die »Gewürzinseln« Ostindiens; die Heimat der meisten Gewürzkräuter dagegen ist Europa.

Noch im Mittelalter zählten die Gewürze zu den kostbarsten Geschenken. Ihr Wert entsprach etwa dem von Edelsteinen und Gold. Mit der Erschließung der Seewege wurde der Gewürzhandel belebt, die Preise sanken, und der Verbrauch wurde weiten Schichten der Bevölkerung zugänglich gemacht. Daß die Gewürze so beliebt wurden, verdanken sie zum größten Teil ihrer geschmacksverbessernden Wirkung. Je eintöniger eine Kost ist, um so größer ist das Bestreben, durch Zusätze bestimmter Gewürze eine geschmackliche Verbesserung zu erzielen. Diese Wirkung auf den Geschmack der Nahrung, die im übrigen alle Duft- und Geschmacksstoffe in mehr oder weniger großem Umfang aufweisen, hat nicht nur einen psychologischen Effekt — wohlschmeckende Speisen heben die Stimmung — sie ist vor allem auch ernährungsphysiologisch von großer Bedeutung.

Paprika, Senf, Pfeffer, Curry und Ingwer z. B. regen die Speichelbildung derart an, daß sofort mehr Verdauungsfermente gebildet werden, die Stärkeverdauung im Magen intensiviert und dadurch die Magenentleerung gefördert wird. Die Verdauungsarbeit wird also insgesamt verkürzt. Die Mahlzeiten werden bekömmlicher, und der Körper wird besser entschlackt. Außerdem haben Paprika, Meerrettich und Knoblauch eine wachstumshemmende Wirkung auf Bakterien. Fest steht auch, daß Gewürze in vielen Fällen die Herztätigkeit ganz erheblich zu beeinflussen vermögen. Nach jeder Mahlzeit schlägt das Herz in der Regel schneller und stärker und bewirkt dadurch eine Erhöhung des Blutdrucks. Die Gewürze verringern nun das Schlagvolumen und sorgen dafür, daß das Herz mit geringerem Arbeitsaufwand die gleiche Leistung vollbringt. Neuerdings wird sogar vermutet, daß eine gewürzreiche Nahrung hilft, Streßsituationen zu meistern und besser mit Ermüdung, Angst, Kälte, Hitze und Infektionen fertig zu werden.

Bei allem Experimentieren mit Gewürzen darf nie vergessen werden, daß die Zugabe von Gewürzen den Eigengeschmack eines Gerichtes erhöhen, aber nicht verdecken soll!

Die gebräuchlichsten Gewürze und ihre Anwendungsmöglichkeiten können Sie aus der nachfolgenden Tabelle V ersehen.

Tabelle V

Gewürze		*Pflanzenteil*	*Verwendung*
Anis	beruhigende, krampflösende ätherische Öle	Früchte	Gebäcke Bonbons Spirituosen
Basilikum		Blätter	Fleischgerichte, Tomatengerichte, Erbsen- u. Bohnensuppen, Salate, Liköre
Cardamon		getrocknete Früchte	Gebäck, Wurstwaren, Saucen
Chillis		Schoten	Fleischgerichte, Saucen, eingelegte Gurken und Heringe
Curcuma	(gelber Ingwer, ein Bestandteil von Curry)	Wurzeln	Reisgerichte
Curry	(Gewürzmischung aus mindestens 9 verschiedenen Gewürzen)		Reisgerichte
Galgant	(aus der Familie der Ingwerpflanzen)	getrockneter Wurzelstock	Reisgerichte, Fleisch- und Wurstwaren, Spirituosen
Gewürznelken		getrocknete Blütenknospen	Obstsuppen, eingelegte Früchte, Saucen, Rotkohl, Süßspeisen, Wein (Zigaretten und Parfüm)

Gewürze		*Pflanzenteil*	*Verwendung*
Ingwer	Anregungsmittel für innere Organe und als Magenstärkung	geschälte Wurzelstöcke und Seitenknollen (Rhizome)	Konfekt, Kompott, Gebäck, Fleischspeisen, Einlegen von Gurken und Heringen, Spirituosen (Bier und Likör)
Muskatnuß und Muskatblüte		Kern und Samenmantel	Fleischgerichte, Saucen, Suppen, Gemüse, Klöße, Kartoffelgerichte
Paprika	Hausmittel gegen Migräne, Verdauungsstörungen und als Kräftigungsmittel bei Schwächezuständen	Schoten	Fleisch- und Geflügelgerichte, Suppen, Saucen
Pfeffer (weißer, schwarzer und grüner)	regt die Verdauungssäfte an und macht schwerverdauliche Speisen bekömmlicher	Beerenfrüchte	Fleischgerichte, Saucen, Wurstwaren, Marinaden, Suppen, eingelegte Gurken, Heringe, Gebäcke
Piment (Nelkenpfeffer)		Beerenfrüchte	für die Hausschlachtung, Fleischsuppen, Fischkonservenindustrie
Sesam		Samen	Gebäck und Brotwaren

Gewürze		*Pflanzenteil*	*Verwendung*
Vanille		Schotenfrucht einer Orchideenpflanze	Süßspeisen, Kompotte, Schokolade Likör (Parfüm)
Zimt	abends genossen, sorgt er für einen ruhigen Schlaf		Süßspeisen, Gebäcke, Suppen, Saucen, Einmachen von Früchten, Punsch und Glühwein, Milchreis Dickmilch
Coriander		Samen	Wurstwaren, Gebäck
Beifuß	günstige Wirkung auf das Zentralnervensystem, macht fette Speisen bekömmlicher	Blätter und Rispen mit noch geschlossenen Knospen	Suppen, fette Fleischgerichte, Gemüse
Bohnenkraut		Stengel und Blätter	Gemüse, Bohnengerichte, Eintöpfe
Borretsch (Gurkenkraut)		Blätter und Blüten	Gurkengerichte, Saucen, Fleisch und Fleischteige
Dill		Blätter	helle Saucen, Quark, Fischgerichte, Rindfleisch- und Kartoffelgerichte, Gemüse, Einmachgewürz, Salate

Gewürze		*Pflanzenteil*	*Verwendung*
Dost (Oregano)		Blätter	Tomatengerichte, Pizza, Braten, Salate
Estragon		junge Triebe	Fleischbrühen und -ragouts, Salate, Fisch, Essig, Saucen
Fenchel	beruhigendes Mittel bei Verdauungsstörungen	getrocknete Früchte	Suppen, Saucen, Fischgerichte, Tees. Zu Brotteigen, Back- und Einmachgewürze
Kerbel		Blätter	Suppen, Fleischgerichte, Kräuterbutter, Eierspeisen
Knoblauch	gegen Hämorrhoiden, senkt hohen Blutdruck	Knolle	Salate, Suppen, Saucen, Schweine- und Hammelgerichte, Wurstwaren
Kümmel	macht Speisen bekömmlicher	Samen	Kartoffelgerichte, Gemüse, Brot, Gebäck, Käse, Wurst, Quark, Sülze, Branntwein
Koriander		getrocknete Früchte	Wurst- und Backgewürz Likör

Gewürze		*Pflanzenteil*	*Verwendung*
Kresse		Blätter	Eierspeisen, Butterbrot, Salate, Quark, Tomaten, kaltes Fleisch, Suppen
Liebstöckl		Blätter und Wurzelstock	Fleisch-, Fisch-Gemüsebrühen, Saucen, Ragouts, Salate
Lorbeer		Blätter	Suppen, Gemüse, Fisch, Schmorfleisch, Essigkonserven, Sauerbraten, Salz- und Brathering, Weinessig
Meerrettich		Wurzel	gekochtes und gepökeltes Fleisch, Saucen, Marinaden, Fisch, Essigkonserven, Schlagsahne, geriebene Äpfel
Majoran		Blätter (frisch und getrocknet)	Fleischgerichte, Suppen, Saucen, Wurst, Kräutermischungen, Schmalz, Pastetengewürz
Minze		Blätter	Fleisch- und Fischgerichte, Likör, Tee

Gewürze		*Pflanzenteil*	*Verwendung*
Petersilie	appetit-anregend harntreibend	Blätter glatt und kraus (glatte sind würziger)	Salate, Suppen, Fleisch, Fisch, Gemüse, grüner Salat
Kräuter der Provence		eine Mischung von französischen Kräutern	Fleisch- und Fischgerichte
Rosmarin		Blätter	Geflügel-, Fisch-, Pilz- und Kartoffelgerichte, Hammel- und Lammbraten, Eierteigspeisen, Tomatengerichte, Saucen, Salate
Safran	Farbstoff für Kuchen, Milchspeisen, Butter, Bouillon (früher)	Blütengriffel	Geflügel, indische Gerichte, Gebäck
Salbei	wirksames Gurgelmittel	Blätter	Omelett, Fisch, Schweinefleisch, Wildgerichte, Salate
Sauerampfer	sehr reich an Oxalsäure	Blätter	Salat, Suppe, Saucen
Schnittlauch		Blätter	Salate, Brotbelag, Eierspeisen, Quark, Suppen, Saucen, Kartoffelgerichte

Gewürze		*Pflanzenteil*	*Verwendung*
Sellerie	harntreibend, blutreinigend	Blätter und Samen	Suppen, Saucen, Gemüse, Rohkostsalate, Quark-, Fischgerichte
Senf		Samen und Blätter	Fischgerichte, Marinaden, Saucen, Wurstwaren, Kürbis, Gurken, als Tafelsenf (die jungen Blätter verwendet man zum Wildsalat)
Thymian		Blätter	Wurstwaren, Schmalz, Geflügelgerichte, Pasteten, Saucen, Fleischgerichte
Wacholder		Beerenfrüchte	Sauerkraut, Marinaden, Einleggewürz, Fleischgerichte, Wildgeflügel, Branntwein
Zitronenmelisse	Melissengeist-Hausmittel	Blätter	Salatgewürz, Kräuteressig, Einmachgewürz, Fleischgerichte, Aspikspeisen, süßsaure Obstkonserven

Gewürze		*Pflanzenteil*	*Verwendung*
Zwiebeln	appetit-anregend	Knolle	Salate, Saucen, Suppen, Fleisch-, Fischgerichte, Gemüse, Essigkonserven (wird gehackt, als Pulver, Zwiebelsalz, Zwiebelflocken, oder geröstete Zwiebeln verwendet)

Und hier noch ein paar Tips zum Thema »Würzen«

Richtige Aufbewahrung von Gewürzen:
Die Behälter müssen luftdicht zu verschließen und von dunkler Farbe sein, Luft, feuchter, warmer Küchendunst und zu viel Licht sind die größten Feinde der Gewürze. Das Aroma verfliegt, pulverisierte Gewürze werden klumpig, Gewürzkörner leicht muffig, die kräftige Farbe bleicht aus, und die Würzkraft läßt erheblich nach. Verlieren die Gewürze aber ihre ätherischen Öle, so ist auch ihre Wirkung auf den menschlichen Organismus vermindert. Jedes Gewürz, auch wenn Sie es im Tütchen lassen, muß in einen gesonderten Behälter, sonst schmeckt schon nach kurzer Zeit alles gleich, und nichts würzt mehr richtig.

Unzerkleinerte Gewürze sind meist mehrere Jahre bei sachgemäßer Lagerung haltbar, deshalb können Sie sich ruhig einen größeren Vorrat anschaffen. Gewürzpulver aber sollten Sie nie länger als bis zu vier Monaten lagern – also nicht kiloweise im Großhandel einkaufen, nur weil's so schön preiswert ist.
Würzen Sie zunächst wenig und üben Sie besonders bei neuen Gewürzen, die Sie ausprobieren wollen, Zurückhaltung. Schmekken Sie lieber zum Schluß noch einmal ab und würzen dann nach Ihrem Geschmack. Einige Gewürze entfalten nämlich erst nach dem Kochprozeß ihr volles Aroma.
Die meisten gemahlenen Gewürze können gleich zu Beginn an die Speisen gegeben werden, mit Ausnahme von Paprika und Cayennepfeffer. Schmort man sie zum Beispiel im heißen Fett mit, werden sie bitter und verlieren die Farbe. Deshalb diese beiden Gewürze immer erst dann zugeben, wenn bereits Flüssigkeit vorhanden ist.
Da Knoblauch den Blutdruck senken hilft, sind viele Gerichte in diesem Büchlein mit Knoblauch gewürzt. Aber keine Angst vor den gefürchteten Ausdünstungen. Das Chlorophyll von grünen Kräutern, die laut Rezept bei den Gerichten reichlich Verwendung finden, hilft gegen den gefürchteten Knoblauchgeruch. Und wer ganz sicher gehen will, trinkt noch ein Glas Milch hinterher – das hilft bestimmt.

Übrigens:
Gewürze, die erst bei der Zubereitung zerkleinert werden, würzen immer am besten. Deshalb sollten Sie unbedingt eine Pfeffermühle, Muskatreibe, Knoblauchpresse und einen Mörser im Haushalt haben.

Moderne und schonende Garmethoden

Moderne Garmethoden in der Küche helfen uns, den Wunsch nach zeitgemäßer gesunder Ernährung zu verwirklichen. Sie machen es möglich, daß bei der Zubereitung der Speisen kaum Fett verwendet werden muß, daß die Speisen nicht auslaugen durch zu lange Garzeiten und daß Vitamine und Mineralstoffe weitgehendst erhalten bleiben.

Alufolie	Fettarme und geschmackserhaltende Zubereitungsart von allen Gerichten.
Bratfolie	Eine Spezialklarsichtfolie, mit der man ohne Fett im Backofen braten kann. Das Bratgut wird in der Folie herrlich braun, und der Ofen ist vor Bratenspritzern sicher. Gibt es als fertige Portionsbeutel und Meterware.
Beschichtete Pfanne	Töpfe und Pfannen sind mit einer Beschichtung aus Polytetrafluoräthylen versehen, die das fettfreie Garen ermöglicht. Darf ohne Nahrungsgut nicht lange erhitzt werden, da sich sonst die Beschichtung zersetzt und giftige Gase frei werden. Pfannen mit abgenutzter Beschichtung können weiter benutzt werden. Nur ist es dann mit dem leichten Spülen und Braten ohne Fett vorbei. Sie ist dann wie jede andere Pfanne.

Dampfdrucktopf und Schnellbratpfanne Verkürzung langer Garzeiten bis zu 70 %, dabei Erhaltung von wichtigen Vitaminen und Mineralstoffen. Keine Geschmacksübertragung, kein Verfärben der Speisen, kein Anbrennen, kein Überlaufen und wenig Küchendunst.

Feuerfestes Glas Töpfe und Bräter. Schonendes Kochen ohne Fett und mit wenig Wasser. Durch Dampf entwickeln sich Wassertröpfchen, die die Flüssigkeit ersetzen. Im Backofen und auf dem Herd zu verwenden.

Tontopf Vor jedem Gebrauch mindestens 10 Minuten wässern. Nahrungsgut ohne Fett und mit wenig Flüssigkeit hineingeben und immer in den kalten Backofen schieben. Niemals mit Scheuermittel den Topf säubern, sonst verstopfen die Poren, stets mit klarem Wasser und einer Bürste reinigen. Unbedingt für Fleisch und Fisch je einen getrennten Topf verwenden.

Wasserdampf Ein Topf mit kochendem Wasser, darauf eine Schüssel oder Topf, worin besonders Eierspeisen fettlos gegart werden können, z. B. diätetisches Rührei, oder auch Cremes, die nicht gekocht werden dürfen.

Fachausdrücke aus der Küchensprache

abhäuten	Mit einem scharfen, spitzen Messer die dünne Haut von Fleisch, Innereien und Früchten entfernen.
ablöschen	Zu angebratenem Fleisch oder Fisch und angedünstetem Gemüse etwas warme Flüssigkeit geben.
abschäumen	Den beim Kochen, hauptsächlich bei Fleischbrühen, entstandenen Schaum vorsichtig abschöpfen.
abschmecken	Speisen und Gerichte nach persönlichem Geschmack würzen.
abschrecken	Gekochte Speisen kurz unter kaltem Wasser abbrausen.
anbraten	Fleisch- oder Fischstücke bei starker Hitze in heißem Fett von allen Seiten bräunen.
andünsten	Gemüse in Fett erhitzen, ohne daß es dabei bräunt.
aufgießen	Zu Gebratenem oder Gedünstetem eine bestimmte Menge Flüssigkeit geben.
backen	Garen von Speisen bei trockener Hitze (Backofen).
beizen	Fleisch- oder Fischstücke in einer gewürzten, leicht säuerlichen Flüssigkeit oder aber in einer Gewürzmischung mehrere Stunden zugedeckt ziehen lassen.
binden	Andicken oder sämig machen einer Flüssigkeit durch ein beliebiges Bindemittel (Mehl, Stärke, Saucen- oder Suppenpulver, Milchpulver).
blanchieren	Nahrungsmittel mit kochendem Wasser überbrühen, einige Minuten ziehen lassen

	und dann in Eiswasser tauchen (Vorgang beim Einfrieren, um die Tätigkeit der Mikroorganismen zu unterbinden).
bouquet garni	Kräutersträußchen zum Mitkochen in Fleisch- oder Fischsaucen.
Bratenfond	Ausgetretener und eingekochter Bratensaft.
dämpfen	Garen von Nahrungsmitteln im eigenen Saft oder mit sehr wenig Flüssigkeit im geschlossenen Topf.
entbeinen	Fleisch oder Geflügel von den Knochen befreien.
entfetten	Bei fetten Brühen nach dem Erkalten vorsichtig die Fettschicht abschöpfen.
gratinieren	Kurzes Überbacken von Speisen mit geriebenem Käse.
i.Tr.	(In der Trockenmasse) wird der Fettgehalt bei Milchprodukten angegeben. Quark hat etwa 20 % und Käse zwischen 40 und 60 % Fett in Trockenmasse, der Rest ist Wasser.
klären	Fleisch-, Fischbrühe oder Sülze durch kurzes Kochen mit geschlagenem Eiweiß und nachfolgendem Abseihen klar machen.
legieren	Binden einer Suppe oder Sauce mit Eigelb, das vorher mit 1–2 Eßlöffel warmer Sauce oder Suppe angerührt wird. So wird das Ausflocken des Eies verhindert. Die Flüssigkeit darf dann aber nicht mehr kochen.
passieren	Speisen durch ein feines Sieb streichen.
schmoren	Angebratene Speisen mit etwas Flüssigkeit aufgießen und bei schwacher Hitze im geschlossenen Topf garen.
seihen (durchseihen)	Flüssigkeiten durch ein Sieb laufen lassen.
spicken	Fleisch oder Fisch mit dünnen Streifen von Speck oder Käse durchziehen (am besten mit einer speziellen Spicknadel).

stauben (bestäuben)	Angedünstete oder gebratene Speisen leicht mit Mehl bestreuen (z. B. mit Instant-Mehl).
unterheben	Geschlagenen Eischnee, Sahne oder Schlagschaum vorsichtig ohne zu rühren mit einer Speise oder einem Teig vermischen.
verlesen	Bei Beeren, Spinat, Pilzen etc. die schlechten Stücke oder Schmutzteilchen aussortieren.
wässern	Stark gesalzene oder marinierte Speisen einige Stunden in Wasser legen.

Wichtige Maße

EL	=	Eßlöffel	TL	=	Teelöffel
KL	=	Kinderlöffel	Msp.	=	Messerspitze

1000 ccm = 1 Liter = 1000 g = 1 kg

$^{1}/_{8}$ l	=	125 ccm	=	1	kleine Tasse	=	8 EL
$^{1}/_{10}$ l	=	100 ccm	=	$^{3}/_{4}$	kleine Tasse	=	6 EL
$^{1}/_{16}$ l	=	70 ccm	=	$^{1}/_{2}$	kleine Tasse	=	4 EL

1 EL Fett (Butter oder Margarine)	=	15 g
1 EL Mehl	=	20 g
1 EL Haferflocken, feine	=	15 g
1 EL Haferflocken, grobe	=	15 g
1 EL Reis	=	20 g
1 EL helle Sauce Instant	=	15 g
1 EL Zucker	=	20 g
1 TL Zucker	=	10 g
1 TL Honig	=	10 g
1 TL Kräuter	=	5 g
1 EL Kräuter	=	10 g
1 Blatt Gelatine	=	2 g
1 EL Semmelmehl	=	20 g

Welche Rolle spielt das Kochsalz?

Kochsalzknappe Kost senkt den Bluthochdruck, Kochsalzzulagen lassen den Blutdruck wieder ansteigen! Untersuchungen haben das bestätigt. Wie kommt es nun aber zu dieser Reaktion?

Unser Kochsalz (reines Natriumchlorid) besteht zu gleichen Teilen aus seinen beiden Einzelbestandteilen Natrium (Na ±) und Chlor (Cl –). Die Salze Natrium und Chlor sind in bestimmten Mengen im Blut enthalten. Sie haben verschiedene Aufgaben: So sorgen sie für den osmotischen Druck in der Zelle (darunter versteht man eine Verdünnung der Kochsalzlösung durch Wasser), ferner regulieren sie den Wasserhaushalt und sind für das Säuren-Basen-Gleichgewicht des Körpers bedeutungsvoll. Natriumchlorid führen wir aber nicht nur in Form von Kochsalz zu, sondern auch mit unseren täglichen Nahrungsmitteln. In vielen pflanzlichen und tierischen Produkten kommen Natrium und Chlor vor, jedoch nie in der idealen Zusammensetzung 50 : 50 wie im Kochsalz. So gibt es Nahrungsmittel, die erhebliche Anteile an Natrium, aber nur wenig Chlor aufweisen und umgekehrt. Auf diese Weise werden Natrium und Chlor zwar getrennt dem Körper zugeführt, im Organismus aber erzielen sie die gleiche Wirkung wie reines Kochsalz. Daraus resultiert, daß sich die tägliche Salzmenge aus Kochsalz als Würzmittel und aus den Nahrungssalzen zusammensetzt.

Der tägliche Kochsalzbedarf für den Erwachsenen liegt im Durchschnitt bei 10—12 g. Dabei enthalten die Nahrungsmittel, die wir täglich essen, etwa 6—9 g. Vielen Menschen ist es bereits zur lieben Gewohnheit geworden, zum Salzfäßchen zu greifen, noch bevor sie überhaupt das Essen auf ihrem Teller gekostet haben. — Salzhaltige Speisen aber machen Durst, folglich trinkt man mehr, und dadurch wird dem Körper mehr Flüssigkeit zugeführt als er braucht. Durch extremes Salzen kommt es zu einem Zuviel an Natrium im Körper. Dies wiederum kann jedoch zu unerwünschten und unerfreulichen Nebenwirkungen führen. Natrium hat die Eigenschaft, Wasser im Körper zurückzuhalten, so daß es nicht ausgeschieden werden kann. Es kommt zu Wassereinlagerungen im Gewebe, die über einen längeren Zeitraum hinweg nicht nur zu einem erheblichen Übergewicht führen, sondern sich vor allem auch ungünstig auf den Blutdruck auswirken können.

Eine salzfreie Kost bei Bluthochdruck wird von den Medizinern längst nicht mehr empfohlen. Empfehlenswert dagegen ist eine relativ salzarme Kost, wobei der natürliche Salzgehalt der Nahrungsmittel als ausreichende tägliche Salzzufuhr betrachtet wird. Kochsalz als Würze sollte also ganz weggelassen werden. Dabei ist auch zu berücksichtigen, daß fast alle handelsüblichen Gewürzmischungen Salzzusätze aufweisen und auch Sellerie-, Knoblauch-, Rauch- und Kräutersalz sowie Meersalz nichts anderes als reines Kochsalz mit Zusätzen sind. Curry, ebenfalls eine Gewürzmischung, macht dabei eine Ausnahme: Es wird für gewöhnlich ohne Kochsalzzusatz angeboten. Ist dies nicht der Fall, muß es vermerkt sein. Die flüssigen Würzen, die es in den verschiedensten Arten auf dem Markt gibt, haben zwar Salzzusätze, da sie jedoch konzentriert sind und deshalb sehr sparsam verwendet werden, schlägt sich dies nicht nieder. Glutamat dagegen ist neben den üblichen reinen Gewürzen und Kräutern ein Würzmittel ohne jeglichen Kochsalzzusatz und hat außerdem noch die Eigenschaft, den natürlichen Geschmack der einzelnen Nahrungsmittel hervorzuheben.

Kleine Alkohologie

Alkohol gehört von jeher zu den Genußmitteln, die das Leben freundlicher machen. Wer vergißt schon die fröhlichen Stunden, die er beim Wein mit guten Freunden verbracht hat? Was wäre wohl eine Festlichkeit ohne einen Tropfen Alkohol? Und wie angenehm ist es, sich nach einem arbeitsreichen Tag bei einem Gläschen zu entspannen?

Alkohol regt an und beruhigt – je nach Situation lockert er die Stimmung oder stimuliert angenehm. Allein die Menge entscheidet, ob der Alkohol Schaden anrichtet. Sagte doch schon Paracelsus vor 400 Jahren: »Alle Dinge sind Gift, allein die Dosis macht, daß ein Ding kein Gift ist!« Nehmen wir uns seinen Ausspruch zu Herzen und hüten wir uns vor Mißbrauch und Gewöhnung. Gegen 1/2 Liter Bier, 1 Schoppen Wein oder mal einen Klaren, einen Whisky oder einen guten alten Cognac ist nichts einzuwenden. Diese Menge wird vom Stoffwechsel toleriert und wirkt sich nicht schädigend oder gefährdend auf den Blutdruck aus.

Der hohe Brennwert des Alkohols – 1 g erzeugt 7 kcal – sollte allerdings besonders dann berücksichtigt werden, wenn eine gewichtsreduzierende Diät durch Kalorienbeschränkung erforderlich ist. In diesem Fall empfiehlt es sich, über den Kaloriengehalt einiger Schnäpse und anderer hochprozentiger Spirituosen informiert zu sein: Siehe Tabelle VI.

Tabelle VI

Kalorienreiche Naschereien und Getränke

	Kalorien
1 Riegel Vollmilchschokolade (20 g)	112
1 Riegel Bitterschokololade (20 g)	151
1 Riegel Zartbitterschokolade (20 g)	116
1 Praline (15 g)	50–70
50 g Marzipan	225
1 Stück Obstkuchen mit Sahne	315
1 Stück Stollen	405
1 Windbeutel mit Sahne	230
50 g geröstete Erdnüsse	315
50 g Salzstangen	230
100 g Maronen	195
1 Handvoll Kartoffelchips	100
1 Käsewürfel mit 1 gefüllten Olive	60
1 Glas Johannisbeersaft (1/8 l)	100
1 Glas Apfelwein (180 ccm)	80
1 Glas Weißwein (1/8 l)	80
1 Glas Rotwein (1/8 l)	90
1 Glas Sekt (0,1 l = 100 ccm)	100
1 Glas Sekt trocken (0,1 l = 100 ccm)	80
1 Glas Sherry (5 cl = 50 ccm)	55
1 Glas Portwein (5 cl = 50 ccm)	70
1 Glas Cognac oder Whisky (4 cl = 40 ccm)	95
1 Glas klarer Schnaps (2 cl = 20 ccm)	40
1 Glas Obstwasser (2 cl = 20 ccm)	60
1 Gläschen Eierlikör (2 cl = 20 ccm)	35
1 Gläschen Curaçao oder Cointreau (2 cl = 20 ccm)	85
1 Gläschen Sherry Brandy (2 cl = 20 ccm)	55
1 Glas Bier, hell oder dunkel (200 ccm)	95
1 Glas Exportbier, hell oder dunkel (200 ccm)	115
1 Glas Malzbier (200 ccm)	115
1 Glas 3%iges Bier (200 ccm)	58
1 Glas alkoholfreies Bier (200 ccm)	50

12 Diät-Regeln

1. Das Kochsalz als reines Würzmittel meiden. Außerdem: Salzhaltige Produkte wie Extrakte, Gewürzmischungen, Gepökeltes, Oliven und Kapern vom Speiseplan streichen. Dafür alle zur Verfügung stehenden Gewürze und Gewürzkräuter reichlich verwenden.

2. Vorsicht vor allzuviel Fett und fettreicher Nahrung, besonders bei Übergewicht. Auf die »versteckten« Fette in den Nahrungsmitteln achten.

3. Ausreichend Eiweiß zuführen, d. h. den angegebenen Prozentsatz von 15 % der Gesamttageskalorien nicht unterschreiten.

4. Kohlenhydrate, besonders in Form von Vollkornerzeugnissen, Gemüse und Obst zu sich nehmen. Dafür weniger die kalorienreichen Zucker, Süßigkeiten und Backwaren.

5. Immer auf eine ausreichende Vitamin- und Mineralstoffzufuhr achten. Z. B. die wünschenswerte tägliche Menge an Obst und Gemüse nicht vergessen und die Lebensmittel küchentechnisch schonend verarbeiten.

6. Bei Übergewicht besondere Sorgfalt auf die fettarmen Garmethoden legen.

7. Bei Übergewicht einmal pro Woche einen der angegebenen Entlastungstage durchführen.

8. Anhand der Tabellen den täglichen Kalorienbedarf errechnen und mit den entsprechenden Rezepten einen individuellen Speiseplan wochenweise auf Vorrat zusammenstellen.

9. Um einen besseren Überblick über die Nährstoffmengen der einzelnen Nahrungsmittel zu bekommen, wäre es empfehlenswert, eine Nahrungsmitteltabelle anzuschaffen. Am übersichtlichsten und bereits mit Jouleangaben versehen ist die »Kleine Nährwerttabelle« der Deutschen Gesellschaft für Ernährung (im Buchhandel erhältlich).

10. Die tägliche Bewegung an der frischen Luft nicht vergessen. Am besten sind: Schwimmen, Wandern, Spazierengehen, Eisstockschießen, Federball-, Tennis-, Boccia- und Kricketspielen.

11. Einmal wöchentlich das Gewicht kontrollieren. Sind ein paar Pfund mehr darauf, sofort entsprechende Maßnahmen ergreifen!

12. Regelmäßige Blutdruckmessungen beim Arzt vornehmen lassen.

Entlastungstage für den Körper

Entlastungs- oder Entschlackungstage sind die ideale Art, sein Gewicht zu halten oder bei Übergewicht langsam aber stetig sein Gewicht zu verringern. Da an diesen Tagen die Kalorien drastisch reduziert werden, ein oder sogar mehrere Nährstoffe fehlen oder nur ungenügend dem Körper zugeführt werden, sollte man Entschlackungstage nur einmal, höchstens aber zweimal pro Woche durchführen. An diesen Tagen sind dann auch selbstverständlich weder großer Hausputz noch Einkaufsbummel oder gar sportliche Leistungen angebracht.

Reistage sind besonders bei hohem Blutdruck empfehlenswert und erzielen aufgrund der idealen Zusammensetzung von Reis mit Früchten und Gemüse einen optimalen Erfolg. Bei der Durchführung eines Reistages ist folgendes zu beachten:

1. Den Reis ohne Salz in Wasser kochen.
2. Am besten gleich morgens die gesamte Reismenge von 200 g für den Tag kochen und sie dann in fünf Mahlzeiten portionieren; denn:
3. Der Reis läßt sich im Wasserbad je nach Bedarf ganz schnell wieder erwärmen.
4. Das Gemüse ohne Salz und Fett zubereiten und nach Möglichkeit das wenige Gemüsewasser mitverwenden.
5. Das Obst ohne Zucker dünsten, etwas kalorienfreier Süßstoff ist erlaubt.
6. An Getränken ist blonder Tee mit Zitrone zum Zwischendurchtrinken erlaubt.

Bevor Sie einen *Obst- oder Safttag* durchführen, fragen Sie vorher lieber Ihren Arzt. Die Kalorienmenge ist sehr knapp gehalten, und ein labiler Kreislauf hält so etwas manchmal nicht aus.

Entschlackungstage

Reis-Gemüse-Tag: 1000 Kalorien

1. Frühstück: *40 g Reis* (Rohgewicht) = 120 g gekocht, *150 g Tomaten* (mit heißem Wasser überbrühen, Haut abziehen und in kleine Würfel schneiden, mit gehackter Petersilie unter den Reis mischen, mit etwas Oregano würzen).

2. Frühstück: *120 g gekochter Reis, 150 g Möhren* (Möhren putzen, in feine Scheibchen schneiden und in ganz wenig Wasser gar dünsten), mit 1 TL gehackter Petersilie zu dem Reis geben.

Mittags: *120 g gekochter Reis, 100 g Zwiebeln, 150 g Champignons, Petersilie*
Zwiebeln in feine Würfel schneiden und in einem beschichteten Topf glasig dünsten, die geputzten, in feine Scheibchen geschnittenen Champignons dazugeben und ohne Wasser weichdünsten (die Pilze enthalten genügend Flüssigkeit). Das Gemüse unter den Reis mischen und mit gehackter Petersilie bestreuen.

Nachmittags: Reissalat: *120 g gekochter Reis, 1 kleine Tomate, 200 g Salatgurke, 1 kleine Zwiebel, etwas Zitronensaft, Pfeffer, ausgepreßte Knoblauchzehe, Prise Curry, gehackte Petersilie*
Zubereitung: Tomate, Gurke und Zwiebel in kleine Würfel schneiden und mit dem Reis vermischen. Mit Zitronensaft, einer ausgedrückten Knoblauchzehe oder etwas flüssigem Knoblauch und den Gewürzen abschmecken, mit gehackter Petersilie bestreuen.

Abends: *120 g gekochter Reis, 150 g extra feine Erbsen aus der Dose oder tiefgefroren, 1 TL gehackte Petersilie*
Alle Zutaten miteinander mischen.

Reis-Obst-Tag: 1000 Kalorien

1. Frühstück: *120 g gekochter Reis, 150 g Pflaumen*
Pflaumen entkernen und in ganz wenig Wasser dünsten, unter den Reis mischen.

2. Frühstück: *120 g gekochter Reis, 2 kleine Apfelsinen, 1/2 Pampelmuse, Zitronensaft, Süßstoff*
Apfelsinen und Pampelmuse in kleine Stükke schneiden, unter den Reis geben und mit etwas Zitronensaft und aufgelöstem Süßstoff abschmecken.

Mittags: *120 g gekochter Reis, 200 g Rhabarber, Süßstoff*
Rhabarber waschen und in kleine Stücke schneiden, mit wenig Wasser und etwas Süßstoff weichkochen und unter den Reis geben.

Nachmittags: *120 g gekochter Reis, 100 g Sauerkirschen, Süßstoff*
Die Sauerkirschen entsteinen, mit etwas Süßstoff in wenig Wasser dünsten und unter den Reis geben.

Abends: *120 g gekochter Reis, 150 g Apfel, evtl. Zitronensaft und Süßstoff*
Apfel dünn schälen, Kerngehäuse entfernen und in dünne Spalten schneiden, mit etwas Wasser weichdünsten, evtl. mit etwas Zitronensaft abschmecken und unter den Reis mischen.

Aber nicht nur Reis eignet sich zur Fasten- oder Entschlackungskur, sondern auch andere Getreidearten, wie Weizen und Haferflocken, sind eine oft sehr willkommene Abwechslung.
Hier gleich noch ein Vorschlag für eine Weizengelkur und einen Hafertag:

Weizengel-Kur: 800 Kalorien

1. Frühstück: Ein 50-g-Beutel »Dr. Kousa Natürlich leicht« Schlankmahlzeit mit Joghurt und Sanddorn genau nach Packungsvorschrift zubereiten.

2. Frühstück: Ein 50-g-Beutel »Dr. Kousa Natürlich leicht« mit Joghurt und Zitronen

Mittags: Ein 50-g-Beutel »Dr. Kousa Natürlich leicht« mit Joghurt und Fruchtmix

Abends: Ein 50-g-Beutel »Dr. Kousa Natürlich leicht« mit Joghurt und Zitronen

Hafertag: 1000 Kalorien

1. Frühstück: Müsli aus: *40 g kernige Haferflocken, 1 kleiner Apfel, 1/2 Orange, 2 Aprikosen, etwas Zitronensaft, Süßstoff*
Haferflocken in einen tiefen Teller geben, den Apfel mit der Schale darüber reiben, mit Zitronensaft beträufeln. Orange und entkernte Aprikosen in kleine Stücke schneiden und unter die Flocken mischen. Evtl. mit etwas Süßstoff süßen.

2. Frühstück: *100 ccm Orangensaft, 1 EL Schmelzflocken*
Die Flocken in den Saft geben, umrühren und sofort trinken.

Mittags:	*¼ l Fleischbrühe* (aus Knochen kochen), *30 g Haferflocken, etwas abgeriebene Muskatnuß, 1 TL gehackte Petersilie* Von der Fleischbrühe 3 EL wegnehmen und aufbewahren, den Rest erhitzen, Haferflokken hineingeben und kochen. Mit Muskatnuß abschmecken und mit gehackter Petersilie bestreuen.
Nachmittags:	*150 ccm Sanddornsaft (ungesüßt), 1 EL Schmelzflocken* Saft mit Flocken mischen und sofort trinken.
Abends:	*40 g kernige Haferflocken, 2 Tomaten, 1 TL Schnittlauchröllchen, 3 EL Fleischbrühe (vom Mittag), frisch gemahlener Pfeffer* Haferflocken in einen tiefen Teller geben, Tomaten enthäuten, in kleine Würfel schneiden und zu den Flocken geben. Mit der Brühe übergießen, mit gemahlenem Pfeffer würzen und mit Schnittlauchröllchen bestreuen.

Obsttag:	800 **Kalorien**
1. *Frühstück*	1 Apfel (120 g), 1 Pampelmuse (150 g ohne Schale)
2. *Frühstück:*	250 g Pflaumen
Mittags:	1 Apfel (120 g), 1 Pampelmuse (150 g ohne Schale), 1 Banane (100 g ohne Schale)
Nachmittags:	1 Apfel (120 g), 1 Pfirsich (100 g oder 100 g frische Aprikosen)
Abends:	1 Apfel (120 g), 1 Orange (120 g ohne Schale), 1 Pfirsich (100 g)
Spätmahlzeit:	1 Birne (120 g)

Safttag: **800 Kalorien**

1. Frühstück:	$^{3}/_{8}$ l Orangensaft (frisch ausgepreßt oder aus dem Glas) (1 großes Glas = 375 ccm)
2. Frühstück:	$^{1}/_{4}$ l = 250 ccm weißer Traubensaft
Mittags:	$^{3}/_{8}$ l = 375 ccm Tomatensaft (frisch ausgepreßt oder aus der Dose) mit etwas frisch gemahlenem Pfeffer würzen und mit einigen Schnittlauchröllchen bestreuen.
Nachmittags:	$^{1}/_{4}$ l = 250 ccm schwarzer Johannisbeersaft
Abends:	$^{3}/_{8}$ l = 375 ccm Gemüsesaft (aus der Dose) mit etwas Pfeffer oder Muskat würzen.
Spätmahlzeit: (kurz vor dem Schlafengehen)	$^{1}/_{8}$ l = 125 ccm Möhrensaft mit einem Spritzer Zitronensaft abgeschmeckt.

Guter Start am Frühstückstisch

Das Frühstück ist das Sprungbrett in den Tag. Machen Sie es auch zu dem Ihrigen! Frühstücken Sie in Ruhe, reichhaltig – mit eiweiß- und vitaminhaltigen Nahrungsmitteln oder Vollkornerzeugnissen – und lassen Sie sich durch Lärm oder Zeitunglesen nicht ablenken. Wer gut gefrühstückt an die Arbeit geht, ist ausgeglichen und guter Stimmung und für seine Mitmenschen ein angenehmer Zeitgenosse.

Hier einige Vorschläge, wie ein gutes und gesundes Frühstück aussehen soll:

Verschiedene Frühstücksvorschläge:

1. 2 Scheiben Graubrot (80 g), 20 g Kräuterbutter, 1/2 Rolle Harzer Käse, 2 Tassen schwarzer Kaffee mit 1 TL Dosenmilch (4 % Fett – Bärenmarke), nach Belieben kann Süßstoff zum Süßen verwendet werden.

   28 g Eiweiß, 19 g Fett, 43 g Kohlenhydrate, 490 Kalorien

2. 2 Scheiben Toast (50 g), 100 g Speisequark (20 % Fett i. Tr.), 2 Tomaten, etwas Pfeffer, 1/2 Kästchen Kresse, 2 Tassen Tee mit Zitrone und Süßstoff.

   22 g Eiweiß, 2 g Fett, 43 g Kohlenhydrate, 240 Kalorien

3. 1 weichgekochtes Ei, 1 kleines Kümmelbrötchen, 10 g Halbfettmargarine, 1 Scheibe Vollkornbrot (40 g), 10 g Halbfettmargarine, 1 EL Honig, Tee oder Kaffee ohne Milch.

   12 g Eiweiß, 14 g Fett, 48 g Kohlenhydrate, 400 Kalorien

4. 2 Scheiben Graubrot (80 g), 1/2 Ecke Schmelzkäse (20 % Fett i. Tr.), 2 Scheiben Cornedbeef (40 g), 5 Radieschen, 2 Tassen Tee mit Zitrone oder schwarzer Kaffee.

   23 g Eiweiß, 7 g Fett, 42 g Kohlenhydrate, 350 Kalorien

5. ½ Pampelmuse, 1 Brötchen (40 g), 10 g Butter, 1 EL Honig oder Marmelade, 1 Scheibe Knäckebrot (10 g), 50 g Magerquark, 1 TL Schnittlauchröllchen, etwas Pfeffer, Tee.
   13 g Eiweiß, 8 g Fett, 54 g Kohlenhydrate, 360 Kalorien

6. Müsli aus: 3 EL kernige Haferflocken (45 g), ½ Apfel, ½ Orange, ½ Pampelmuse, etwas Zitronensaft, Süßstoff nach Geschmack, 1 Becher Magerjoghurt (150 ccm), 1 TL gemahlene Haselnüsse.
   17 g Eiweiß, 12 g Fett, 64 g Kohlenhydrate, 430 Kalorien

7. 2 Spiegeleier in der Folie (oder zwei Eier im Glas), frisch gemahlener Pfeffer, 1 Scheibe Grahambrot (40 g), 10 g Halbfettmargarine, 1 Apfel, Tee oder Kaffee.
   18 g Eiweiß, 16 g Fett, 40 g Kohlenhydrate, 420 Kalorien

8. 2 Scheiben Joghurtknäckebrot, 50 g Cottage Cheese »pikant«, 1 Bund Radieschen, 1 Ei, Kaffee mit Milch, 1 Glas Orangensaft.
   17 g Eiweiß, 10 g Fett, 40 g Kohlenhydrate, 340 Kalorien

Zwischenmahlzeiten

Mehrere kleinere Mahlzeiten pro Tag sind gesünder und bekömmlicher als drei voluminöse Hauptmahlzeiten. Das sagen uns immer wieder die Ernährungswissenschaftler, und die müssen es schließlich wissen. So sind die Zwischenmahlzeiten wirklich wichtig, sie sollten nicht außer acht gelassen werden, aber auch nicht zu reichhaltig ausfallen, damit sie nicht den Appetit auf die eigentlichen Hauptmahlzeiten nehmen. Zwischenmahlzeiten legt man am besten zwischen dem 1. Frühstück und Mittagessen und zwischen Nachmittag und Abendessen ein. Je nachdem, wie reichhaltig die Hauptmahlzeiten ausfallen, lassen sich auch die Zwischenmahlzeiten entsprechend den Kalorien zusammenstellen. Nachfolgende Aufstellung gibt einen kleinen Überblick über einige Vorschläge für den kleinen Imbiß »zwischendurch«.

	Kalorien
1 kleines Glas Buttermilch (180 ccm)	65
1 großes Glas Buttermilch (250 ccm)	90
1 großes Glas Vollmilch (250 ccm)	165
1 großes Glas Milchmix (250 ccm) (200 ccm Vollmilch mit 2 EL gesüßtem Fruchtmark)	184
1 großes Glas Buttermilchmix (250 ccm) (200 ccm Buttermilch, 2 EL ungesüßtes Sanddornmark, etwas Zitronensaft, Süßstoff)	92
1 Becher Magermilchjoghurt (150 ccm)	63
1 Becher Trinkmilchjoghurt (150 ccm)	93
1 Becher Magermilchjoghurt mit Früchten (175 ccm)	130
1 Becher Sahnejoghurt (150 ccm)	160
1 Becher Kefir (Sauermilch) (250 ccm)	139
75 g Kräuterquark (aus Sahnequark hergestellt) und 1 Scheibe Knäckebrot (10 g)	162
1 Salzbrezel mit Butter	184
1 Portion Erdbeeren mit Sahne	220
100 g gesüßter Fruchtquark (aus Speisequark)	140
1 Stück trockener Kuchen	260
1 Stück Blätterteig	230
1 Glas Zitronensaft natur mit Süßstoff gesüßt (180 ccm)	18
1 Glas Orangensaft (180 ccm)	85
1 großer Apfel (150 g)	75
1 Banane (150 g ohne Schale)	91
250 g Beerenobst (Erdbeeren, Stachelbeeren, Brombeeren, Johannisbeeren, Himbeeren)	ca. 100
250 g Steinobst (Pflaumen, Kirschen, Aprikosen, Pfirsiche)	ca. 125
1 Scheibe Vollkornbrot (40 g) mit Kalbsleberwurst (20 g)	150
und mit Butter	270
1 Brötchen (40 g) mit Butter (10 g) und Schnittkäse 45 % Fett i. Tr. (20 g)	260
1 Scheibe Graubrot (40 g) mit Butter (10 g) und Tomate	188

Vorschläge für das Abendessen

Brot, Butter und Aufschnitt zum Abendbrot machen zwar nicht viel Arbeit, sind aber auf die Dauer langweilig! Hier einige Vorschläge, wie man das Abendessen variieren kann, Abwechslung hineinbringt und trotzdem kalorienmäßig nicht über die Stränge schlägt:

1. Beefsteak Tatar garniert, 2 Scheiben Graubrot (80 g), 20 g Halbfettmargarine, Kräutertee.
   100 g Tatar, 1 kleingewürfelte Zwiebel, Pfeffer, Paprika, 1 kleine Gewürzgurke

   Das Tatar mit Zwiebel und den Gewürzen mischen und mit Gurkenscheiben umlegen.

   26 g Eiweiß, 19 g Fett, 48 g Kohlenhydrate, 460 Kalorien

2. *2 Scheiben Vollkornbrot (20 g), 1/2 Ecke Schmelzkäse (20 % Fett i. Tr.), 2 kleine kalte Frikadellen (125 g), 1 TL Schnittlauchröllchen, 1 Bund Radieschen*
   Vollkornbrot mit Käse bestreichen, mit Frikadellenscheiben belegen und mit Schnittlauchröllchen bestreuen. Dazu Radieschen.

   35 g Eiweiß, 22 g Fett, 50 g Kohlenhydrate, 570 Kalorien

3. Überbackener Toast:
   2 Scheiben Toastbrot (50 g), 20 g Kalbsleberwurst, 1 Birne, 2 Scheiben Käse (40 g), 1/2 Kopfsalat, etwas Zitronensaft, Süßstoff

   Brotscheiben mit Leberwurst bestreichen, auf jede Scheibe eine geschälte, entkernte Birnenhälfte legen und mit Käse abdecken. Im vorgeheizten Backofen 10 Minuten überbacken. Kopfsalat putzen, waschen und mit einer gesüßten Zitronenmarinade anmachen.

4. Leber mit Rührei:
120 g Hühnerleber, 1 kleine Zwiebel, 1 EL Öl, 2 Eiweiß, 1 Eigelb, 2 EL Selterswasser, Prise Muskat und Pfeffer, 1 TL Schnittlauchröllchen, 2 Scheiben Knäckebrot (20 g), 3 Tomaten, etwas Essig, Pfeffer, Kresse
Hühnerleber etwas kleinschneiden und mit der feingewürfelten Zwiebel in heißem Fett anbraten. Eiweiß, Eigelb, Selterswasser und Gewürze verquirlen und über die Leber geben. Stocken lassen und mit Schnittlauchröllchen bestreuen. Tomaten in dicke Scheiben schneiden, mit Essig beträufeln, frisch gemahlenen Pfeffer darüberstreuen und mit Kresse garnieren. Dazu: 2 Scheiben Knäckebrot.

35 g Eiweiß, 14 g Fett, 46 g Kohlenhydrate, 440 Kalorien

5. Sülze mit Kümmelkartoffeln und Quarkremoulade:
100 g Kalbfleischsülze, 100 g kleine Kartoffeln, 1 EL Öl, 1 TL Kümmel, 100 g Magerquark, etwas Zitronensaft, 1 TL gehackte Kräuter, 1 kleiner Apfel, 1 kleine Zwiebel, je 1 Messerspitze geriebener Meerrettich und Senf, Pfeffer

Kartoffeln gut waschen, halbieren und die Oberfläche mit Öl einpinseln, auf ein Backblech setzen, mit Kümmel bestreuen und im vorgeheizten Ofen 15 Minuten backen. Quark mit etwas Wasser und Zitronensaft verrühren, Kräuter, kleingeschnittenen Apfel und Zwiebel dazugeben und mit Meerrettich, Senf und Pfeffer abschmecken. Kartoffeln aus dem Ofen nehmen und mit der Kalbfleischsülze und Quarkremoulade anrichten.

36 g Eiweiß, 25 g Fett, 46 g Kohlenhydrate, 600 Kalorien

6. Überbackener Broccoli mit Schinken und Brot:
250 g Broccoli, 1/8 l Milch, 2 EL helle Sauce Instant, 1/2 Ecke Schmelzkäse, etwas Zitronensaft, Muskat und Pfeffer, 25 g milder gekochter Schinken, 1 Scheibe Vollkornbrot (40 g), 10 g Halbfettmargarine

Broccoli putzen und in wenig Wasser gar kochen. Herausnehmen und gut abgetropft in eine feuerfeste Form geben. Aus Milch, Instant-Saucenpulver und Käse eine dickliche Sauce herstellen und mit Zitronensaft, Muskat und Pfeffer abschmecken. Über den Kohl geben und im vorgeheizten Backofen 15 Minuten überbacken. Dazu Schinken und Butterbrot reichen.

35 g Eiweiß, 21 g Fett, 48 g Kohlenhydrate, 550 Kalorien

7. Nudelsalat mit Corned beef:

50 g Hörnchennudeln, 1 Tomate, 1 Gewürzgurke, 1 kleine Zwiebel, 1 kleiner Apfel, 1/2 Becher Magerjoghurt, 1 Schuß Essig, Pfeffer, Prise Curry, Messerspitze Senf, 1 TL gehackte Kräuter, 50 g Corned beef

Nudeln in kochendem Wasser weichkochen. Tomate überbrühen, häuten und zusammen mit Gurke, Zwiebel und Apfel würfeln. Mit den Nudeln mischen. Joghurt mit Essig, den Gewürzen und Kräutern verrühren, über den Nudelsalat geben und gut durchziehen lassen. Eine dicke Scheibe Corned beef dazu reichen.

23 g Eiweiß, 5 g Fett, 70 g Kohlenhydrate, 400 Kalorien

Menüplan für 14 Tage

(mit Kalorienangabe)

Ein Menü richtig zusammenzustellen ist eine kleine Kunst, die leider nicht jeder beherrscht. Es genügt einfach nicht, Fleisch oder Fisch, Gemüse, Beilagen, Suppen und Desserts auf den Tisch zu stellen.
Abgesehen von der ernährungspsychologisch richtigen Zusammensetzung ist es ganz entscheidend, wie ein Gericht auf das Auge wirkt.
Eine Komposition beispielsweise aus Champignoncremesuppe, Hühnerfrikassee mit Reis und Zitronencreme ist eine Zumutung. Die Farben gelb und weiß hat man bei allen Gängen immer wieder vor Augen; da muß einem ja der Appetit vergehen!
Bei der Zusammenstellung eines Menüs also vorher überlegen, damit solche Pannen nicht passieren. Ein kleines Beispiel und Anregung zugleich soll nun der folgende Menüplan für 14 Tage geben:

1. Woche

Montag Möhrenrohkost *(Seite 78)*
Fleischbällchen »Turiner Art« *(Seite 84)*
Risi-Pisi *(Seite 141)*
frisches Obst 850 Kalorien

Dienstag Tomatensaft *(Seite 77)*
Nierenragout »Florida« *(Seite 89)*
grüner Salat
Kartoffelbrei
Moccacreme *(Seite 147)* 790 Kalorien

Mittwoch	Forelle vom Rost *(Seite 96)*	
	Gemüse-Allerlei *(Seite 133)*	
	Kartoffelsalat *(Seite 140)*	
	Johannisbeerschnee *(Seite 150)*	700 Kalorien
Donnerstag	Fleischbrühe mit Gemüseeinlage *(Seite 82)*	
	Kräuteromelett mit Spargel *(Seite 110)*	
	Kartoffelschnee *(Seite 140)*	
	Fürst-Pückler-Speise *(Seite 144)*	750 Kalorien
Freitag	Gemüsesaft *(Seite 78)*	
	Gegrillte Hechtschnitte *(Seite 97)*	
	Italienisches Gemüse *(Seite 129)*	
	Petersilienkartoffeln *(Seite 139)*	
	Sauerkirschcreme *(Seite 147)*	630 Kalorien
Samstag	Sauerkrautrohkost *(Seite 79)*	
	Hähnchen »Sambal« *(Seite 94)*	
	Pilzreis *(Seite 142)*	
	grüner Salat	
	frisches Obst	750 Kalorien
Sonntag	Klare Fleischbrühe *(Seite 82)*	
	Rehsteak »Försterin« *(Seite 92)*	
	Kartoffelschnee *(Seite 140)*	
	Rosenkohl *(Seite 134)*	
	Fruchtgelee *(Seite 144)*	840 Kalorien

2. Woche

Montag	Kräutercocktail *(Seite 79)* Leber »Diana« *(Seite 89)* Gedünsteter Reis *(Seite 142)* grüner Salat Melonenbecher *(Seite 147)*	880 Kalorien
Dienstag	Gefüllte Tomate *(Seite 80)* Verlorene Eier in Senfcreme *(Seite 111)* Gewürzte Kartoffeln *(Seite 139)* Spinat *(Seite 135)* frisches Obst	720 Kalorien
Mittwoch	Rettichrohkost *(Seite 78)* Ravioli-Topf *(Seite 124)* Früchtejoghurt	680 Kalorien
Donnerstag	1/2 Grapefruit *(Seite 83)* Kasseler *(Seite 83)* Kartoffelschnee *(Seite 140)* Mocca-Quarkcreme *(Seite 148)*	740 Kalorien
Freitag	Gemüsesaft *(Seite 78)* Gespickter Schellfisch *(Seite 105)* Petersilienkartoffeln *(Seite 139)* Möhrenrohkost *(Seite 78)* Apfelgelee *(Seite 149)*	850 Kalorien
Samstag	Rote Bete-Saft *(Seite 79)* Pikante Roulade *(Seite 86)* Makkaroni Gurkensalat *(Seite 135)* frisches Obst	710 Kalorien
Sonntag	Avocadosuppe *(Seite 81)* Pfeffersteak *(Seite 85)* Kartoffeln in der Folie *(Seite 139)* Brechbohnen *(Seite 132)* Pflaumenkompott *(Seite 145)*	795 Kalorien

Diät im Büro?

Immer mehr Berufstätige nehmen ihre Mahlzeiten außer Haus ein, d. h., sie sind auf Kantinen, Gasthäuser oder hastige Mahlzeiten im Büro angewiesen. Bei aller Rücksicht und Sorgfalt für eine zeitgemäße, den Anforderungen entsprechende Verpflegung können Kantinen und Gasthäuser nicht so individuell sein, wie es vielleicht für den einen oder anderen notwendig wäre. Ganz besonders dann, wenn man durch Erkrankung zur Einhaltung einer speziellen Diät gezwungen ist. In diesem Falle sind einige Überlegungen unbedingt notwendig. Fast immer besteht die Möglichkeit, sich das Mittagessen in Form einer Kaltverpflegung mitzunehmen. Appetitlich zurechtgemachte Sandwiches, in Alufolie verpackt, damit sie auch noch beim Verzehr frisch sind, selbstgemachte Salate in gut verschließbaren Behältern, frisches Obst und Gemüse können ergänzt werden durch Milchprodukte, die sich morgens auf dem Hinweg oder in der Mittagspause besorgen lassen.

In puncto salzarme Kost ist das Kantinen- oder Gasthausessen sowieso nicht empfehlenswert. Läßt es sich aber trotz allem nicht umgehen, dann kann man versuchen, anhand der Speisekarte sich wenigstens ein kalorienarmes Menü zusammenzustellen (siehe Tabelle VII). Beim Frühstück und Abendessen, das ja meist zu Hause eingenommen wird, muß dann strenger auf den Salzgehalt der einzelnen Nahrungsmittel geachtet werden. Gerade Berufstätige sollten morgens, bevor sie das Haus verlassen, in Ruhe und reichhaltig frühstücken. So ausgerüstet läßt sich die Last der täglichen Arbeit weit besser ertragen als mit nüchternem Magen. Das Abendbrot ist dann die warme Mahlzeit am Tag. Es soll aber nicht zu spät eingenommen werden und nicht zu schwer verdaulich sein. Fast alle in den Rezepten aufgeführten Gerichte lassen sich auch ohne weiteres am Abend essen. Manche warmen Fleischgerichte sind auch sehr gut am nächsten Tag als Brotbelag zu verwenden. Auf den Seiten 72 und 73 sind einige Vorschläge für verschiedene Mahlzeiten im Büro aufgeführt.

Tabelle VII

Speisenkarte im Gasthaus	
Gebundene Suppe Rheinischer Sauerbraten mit Blaukraut und Semmelknödel Weinchaudeau mit Biskuit	1125 Kalorien
Gemüsesuppe Rahmhackbraten Nudeln grüner Salat Karamelcreme	1100 Kalorien
Lauchcremesuppe Fischfilet gebacken mit Sauce Remoulade Salatteller gemischtes Kompott	1290 Kalorien
Selbst zusammengestelltes Essen à la carte	
1 Glas Orangensaft gegrilltes Steak Petersilienkartoffeln Portion grüne Bohnen gemischtes Eis	690 Kalorien
1 Glas Gemüsesaft Schweineschnitzel natur Kartoffel in der Folie grüner Salat (unangemacht! Am Tisch selbst würzen) Apfelmus	640 Kalorien
1 Glas Tomatensaft Forelle blau mit zerlassener Butter Salzkartoffeln grüner Salat (unangemacht!) gemischtes Kompott	710 Kalorien

Hähnchen-Snack

Ein halb gekauftes fertiges Brathähnchen etwas zerteilen, auf einem Papptellerchen anrichten und mit Tomaten-, Gurkenscheiben und Radieschen garnieren. Mit Klarsichtfolie überziehen und in Alufolie verpackt im Kühlschrank bis zum Morgen aufbewahren. Oder das Hähnchen wird frisch vom Grill gekauft und mit Tomaten und Kümmelbrötchen verzehrt. Dazu 1/4 l Buttermilch, Kefir oder Schwedenmilch und frisches Obst.

37 g Eiweiß, 9 g Fett, 48 g Kohlenhydrate, 435 Kalorien

Frühlingssandwich

2 Scheiben Bauernbrot, 20 g Halbfettmargarine, 1 Salatblatt, 1 hartgekochtes, in Scheiben geschnittenes Ei, Gurkenscheiben, 1 Salatblatt

Brot mit Margarine bestreichen, eine Hälfte mit Salatblatt belegen, darauf Ei- und Gurkenscheiben geben, mit zweitem Salatblatt zudecken und mit der andern Scheibe Brot abdecken. Dazu: 1 Becher Früchtejoghurt und 1 Glas Möhrensaft.

24 g Eiweiß, 19 g Fett, 75 g Kohlenhydrate, 620 Kalorien

Quarkbrot

3 Scheiben Knäckebrot, 125 g Meerrettichquark (gibt es fertig zu kaufen), 1 Bund Radieschen, 1 Becher Orangensaft

20 g Eiweiß, 16 g Fett, 44 g Kohlenhydrate, 405 Kalorien

Fleischbrötchen

2 selbstgemachte Frikadellen, 1 Brötchen, 1 kleiner Rettich, 1/4 l Buttermilch, 125 g Pflaumen

46 g Eiweiß, 25 g Fett, 52 g Kohlenhydrate, 650 Kalorien

Puten-Sandwich

2 Scheiben Bauernbrot mit 20 g Halbfettmargarine bestreichen, auf eine Scheibe ein gewaschenes Salatblatt legen, darauf 100 g Putenwurst oder gegrilltes Putenschnitzel geben, mit frisch gemahlenem Pfeffer bestreuen, darauf mit Zitronensaft marinierte und mit Curry bestreute Bananenscheiben verteilen und mit der anderen Scheibe Brot abdecken. In Alufolie verpacken. Dazu: frische Tomaten, 1/4 l Buttermilch und einen Becher Götterspeise (gibt es kalorienarm zu kaufen).

34 g Eiweiß, 18 g Fett, 92 g Kohlenhydrate, 670 Kalorien

Paprikabrot

2 Scheiben Bauernbrot mit 20 g Halbfettmargarine bestreichen. Eine Scheibe Brot mit einem Salatblatt belegen, darauf 40 g in Scheiben geschnittene Cervelatwurst geben, darauf grüne, in Streifen geschnittene Paprikaschote, mit etwas Paprika und Pfeffer bestreuen, mit einem zweiten Salatblatt bedecken und die zweite Scheibe Brot darüberlegen. In Alufolie verpacken. Dazu: 1 Magerjoghurt ohne Früchte und 125 g Kirschen.

22 g Eiweiß, 25 g Fett, 75 g Kohlenhydrate, 650 Kalorien

Käsebrot

2 Scheiben Grahambrot mit 20 g Halbfettmargarine bestreichen, mit Salatblatt belegen, darauf 2 Scheiben Emmentaler (30% Fett) geben, in Streifen geschnittene rote Paprikaschote, Salatblatt und mit Brot wieder abdecken. Dazu: 1 Bund Radieschen und eine salzfreie Gurke, 1/4 l Orangensaft, 1 Stück Apfelkuchen ohne Sahne.

25 g Eiweiß, 22 g Fett, 69 g Kohlenhydrate, 615 Kalorien

Kalorienreduzierte Lebensmittel

Wir kommen heute nicht mehr ohne Halbfertig- und Fertigprodukte aus; sie erleichtern nicht nur die Küchenarbeit, sondern helfen auch den Speisezettel abwechslungsreicher zu gestalten.
Der Markt bietet seit einiger Zeit kalorienreduzierte Nahrungsmittel in reichhaltiger Auswahl an: Suppen, Saucen, Fertiggerichte, Süßspeisen, Brot- und Backwaren, Wurstwaren, Aufstrichfette, Milchprodukte und Getränke.
Sie alle helfen mit im Kampf um die schlanke Linie. Sich ausschließlich von diesen Nahrungsmitteln zu ernähren, wäre allerdings sehr teuer und ist keineswegs notwendig. Bei Zeitmangel, auf Reisen, beim Camping oder aber auch im Büro sind sie eine schnelle und willkommene Hilfe.
Nach dem Lebensmittelgesetz müssen sich diätetische Lebensmittel von anderen Lebensmitteln vergleichbarer Art durch ihre Zusammensetzung oder Eigenschaften maßgeblich unterscheiden. Bei kalorienarmen bzw. kalorienreduzierten Lebensmitteln muß der Gesamtgehalt an Kalorien gegenüber vergleichbaren Lebensmitteln entscheidend verringert sein. Als kalorienarm dürfen z. B. nicht Produkte bezeichnet werden, bei denen

1. Kohlenhydrate durch Eiweiß ersetzt werden, da sich daraus allein noch kein herabgesetzter Kalorienwert ergibt – Kohlenhydrate und Eiweiß haben nämlich den gleichen Brennwert von 4,1 Kilokalorien.
2. Angaben wie ›zuckerarm‹ oder ›ohne Zucker‹ sagen ebenfalls nichts über den tatsächlichen Gehalt an Kalorien aus. (Produkte ›ohne Zucker‹ sind oft mit Sorbit – einem Zuckeraustauschstoff – gesüßt, der den gleichen Kalorienanteil hat wie gewöhnlicher Haushaltszucker).
3. Auch bei Getreide- und Brotprodukten werden Kalorien wenig eingespart, da hierbei wiederum die Kohlenhydrate lediglich durch Eiweiß ersetzt werden.

Kalorienreduzierte Nahrungsmittel sind in den Lebensmittelabteilungen der Warenhäuser, in Kettenläden und Reformhäusern erhältlich.
Hier eine kleine Auswahl über einige zur Zeit im Handel befindliche Produkte:

Suppen	als Trockenpulver und in Dosen (Kilofort, Di-eto, Hipp, Minikal, Schneekoppe) Kalorienersparnis: ca. 40%
Saucen	lassen sich kalorienarm zubereiten durch das kalorienfreie Eindickungsmittel ›Nestargel‹ (Nestle)
Fertiggerichte	in Dosen, Aluformen und Gläsern. Als Eintöpfe, Fleisch-, Fisch- und Gemüsegerichte mit und ohne Beilagen. Besonders die ›Juniorkost‹ läßt sich als portionsgerechte Mahlzeit gut mitverwenden (Eto, Hipp, Di-eto, Rademann, Schneekoppe, Alete) Kalorienersparnis: ca. 40%
Marmeladen	›Kalorienarme Fruchtzucker-Marmelade‹ (es wird um die Hälfte weniger an Zucker verwendet. Angebrochene Gläser im Kühlschrank aufbewahren und rasch verbrauchen – nur in 200-g-Gläsern) (Lihn, Rademann) Kalorienersparnis: 50%
Wurstwaren	in Dosen, im Anschnitt vakuumverpackt und als Rohware. Geflügel- und Putenwurst, Kalbsleberwurst, Jagdwurst, Mortadella, Schinkenrohwurst und Cervelatwurst (Wiltmann, Gutfried, Nölke & Co., Hipp, Eto, Höhenrainer Truthahn-Delikatessen) Kalorienersparnis: 50%

Margarine	›Du darfst‹, ›Leichte Wertkost‹, ›Halbarine‹, ›Vitaquell Halbkalorie‹ (Margarine Union, Edeka, Rau, Fauser) Kalorienersparnis: 50%
Mayonnaise	Di-eto Kalorienersparnis: 70%
Feinkostsalate	Rindfleisch, Geflügel, Sellerie, Waldorf-, Teufelssalat (frisch-fit-leichtkost) Kalorienersparnis: 50%
Desserts und Pudding	›ohne Kochen‹ als Trockenpulver und Fertigprodukt (Di-eto, Vogeley, Hipp, Dr. Oetker, Drugofa, Winnen) Kalorienersparnis: 40%
Schlagcreme	›Schlagschaum‹, ›Schlagfit‹, ›Schlag-Screm‹ (Dr. Oetker, General foods, Vogeley) Kalorienersparnis: 40%
Käse	Cheesy, Cottage Cheese, Jopa, Slank (Adler, Kraft, Gervais) Kalorienersparnis: 30%
Milch	teilentrahmte Frisch- und H-Milch (2% und 1,5% Fett), entrahmte Frisch- und H-Milch (0,5% Fett) Kalorienersparnis: 20%
Dosenmilch	4%ige Dosenmilch ›die leichte vier‹ (Bärenmarke) Kalorienersparnis: 45%
Fruchtsäfte	Orange, Zitrone, Sauerkirsch, Vitamini, Heidelbeer, Johannisbeer, Traubensaft (›deit‹, Schneekoppe, Donath, Rabenhorst) Kalorienersparnis: zwischen 20% und 50%
Bier	alkoholfreies und 3%iges Bier (Hümmer-Bräu, Birell) Kalorienersparnis: 60%
Süßstoff	in Tablettenform und flüssig ist kalorienfrei

Rezeptteil

Alle Rezepte wurden für eine Person berechnet.

Vorspeisen und Suppen

Tomatensaft

150 ccm Tomatensaft aus der Dose in ein Glas gießen, mit etwas frisch gemahlenem Pfeffer würzen und mit einem TL Schnittlauchröllchen bestreuen. 27 Kalorien

Sauerkrautsaft

125 ccm fertig gekauften Sauerkrautsaft in ein Glas gießen und in kleinen Schlucken vor dem Essen trinken. 24 Kalorien

Rote Bete-Saft

125 ccm fertig gekauften Rote Bete-Saft in ein Glas gießen und mit 1 Msp. geriebenem Meerrettich und etwas frisch gemahlenem Pfeffer würzen. 40 Kalorien

Möhrensaft

150 ccm fertig gekauften Möhrensaft (oder 300 g frische Möhren in einer Saftpresse ausdrücken) mit etwas Zitronensaft und einem TL Honig abschmecken. 35 Kalorien

Gemüsesaft

150 ccm fertig gekauften Gemüsesaft (oder 1 Möhre, 1 Tomate, 1 Stückchen Sellerie und 15 g Spinatblätter durch eine Saftpresse geben) mit gehackter Petersilie bestreuen. 40 Kalorien

Traubensaft

150 ccm weißen oder roten Traubensaft in ein Glas gießen und vor dem Essen trinken. 111 Kalorien

Orangensaft

3 Orangen halbieren, auf einer Fruchtpresse ausdrücken und den Saft in ein Glas gießen. Sofort trinken. 70 Kalorien

Möhrenrohkost

2 Möhren, 1 kleiner Apfel, 1/2 Zitrone, einige Tropfen flüssiger Süßstoff

Möhren waschen, schaben und auf einer mittelfeinen Rohkostreibe raspeln. Apfel gut waschen und mit der Schale auf der groben Seite der Reibe raspeln. Mit Zitronensaft beträufeln, mit den Möhren mischen und nach Bedarf süßen. 80 Kalorien

Rettichrohkost

1 mittelgroßer Rettich, 1 EL saure Sahne, etwas frisch gemahlener Pfeffer, ein Spritzer Essig, 1 TL Schnittlauch

Rettich waschen, schälen und auf der Rohkostreibe grob raspeln. Saure Sahne mit Pfeffer und Essig verrühren, über den Rettich geben und mit Schnittlauch bestreuen. 50 Kalorien

Sauerkrautrohkost

1 kleiner Apfel, 1 Scheibe Ananas, 150 g Sauerkraut aus der Dose oder Packung, frisch gemahlener Pfeffer

Den geschälten Apfel und die Ananasscheibe in kleine Stücke schneiden und mit dem Sauerkraut mischen. Mit etwas Pfeffer würzen. 120 Kalorien

Rote Bete-Rohkost

1 rote Bete (150 g), 1/2 Zitrone, 1 EL flüssige Sahne, je 1 Msp. geriebener Meerrettich und Senf, frisch gemahlener Pfeffer, 1 TL gehackte Petersilie

Rote Bete schälen, auf der Rohkostreibe grob raspeln und mit Zitronensaft beträufeln. Sahne mit Meerrettich, Senf und Pfeffer verquirlen, über die Rohkost geben, gut durchziehen lassen und mit Petersilie bestreuen. 100 Kalorien

Kräutercocktail

1/2 Becher Kefir (Sauermilch – 125 ccm), 1 EL gehackte Kräuter (Petersilie, Schnittlauch, Dill, Kerbel, Borretsch, Zitronenmelisse), 1 Prise Knoblauchpulver, Pfeffer, etwas Zitronensaft

Alle Zutaten miteinander verquirlen und gut gekühlt trinken. 70 Kalorien

Gurkencocktail

200 g Salatgurke, frisch gemahlener Pfeffer, etwas Zitronensaft, 1 TL Dillspitzen, 1 Becher Magerjoghurt

Gurke schälen und in feine Würfel schneiden, mit Pfeffer und Zitronensaft würzen. Dill und Joghurt dazugeben, gut durchrühren und sofort servieren. 90 Kalorien

Krabbencocktail

1 kleine Dose Nordseekrabben, 1 großes Salatblatt, etwas Zitronensaft, 2 EL Kefir, 1 TL Curry-Ketchup, Pfeffer, 2 Spritzer Tabasco, 2–3 Spritzer Worcestersauce

Krabben aus der Dose nehmen und kurz unter fließendem Wasser abspülen. Ein Cocktailglas mit gewaschenem Salatblatt auslegen, die Krabben daraufgeben und mit Zitronensaft beträufeln. Kefir mit Ketchup, Pfeffer, Tabasco und Worcestersauce verrühren und über die Krabben gießen. Durchziehen lassen und gut gekühlt servieren. 100 Kalorien

Überbackene Muscheln

1 kleines Gläschen Muscheln (100 g), 1 Tomate, 1 EL geriebener Emmentaler Käse

Muscheln aus dem Glas nehmen und unter fließendem Wasser kurz abspülen. Tomate in dicke Scheiben schneiden und in eine kleine feuerfeste Form geben. Die gut abgetropften Muscheln darauf verteilen, mit Käse bestreuen und im vorgeheizten Backofen 7 Minuten überbacken. 140 Kalorien

Gefüllte Tomate

1 große Tomate, 1/2 Apfel, 1/2 Orange, 50 g Banane, etwas Zitronensaft, Pfeffer

Von der Tomate einen Deckel schneiden und das Innere vorsichtig aushöhlen. Tomatenfleisch, Apfel, Orange und Banane in kleine Würfel schneiden, mischen und mit Zitronensaft und Pfeffer würzen. Tomate damit füllen. 70 Kalorien

Kräuter-Ei

1 EL frisch gehackte Kräuter (Petersilie, Estragon, Kerbel, Schnittlauch, Melisse), 1 EL saure Sahne, etwas Senf, Pfeffer, Rosenpaprika, 1 Prise Knoblauchpulver, 10 g Butter, 1 Ei

Gehackte Kräuter mit Sahne, Senf und den Gewürzen vermischen und erhitzen. In eine gebutterte Ragoutform Ei aufschlagen und im Wasserbad stocken lassen, dann mit der heißen Sauce übergießen. 190 Kalorien

Avocadosuppe

1 kleine Zwiebel, 1 Knoblauchzehe, 1 TL Öl, 1 Tasse entfettete Fleischbrühe, 1 kleine Avocado, Pfeffer, Thymian, Paprikapulver, etwas Zitronensaft, 1 EL Kefir

Zwiebel und Knoblauch sehr fein schneiden, in heißem Fett andünsten und mit der Brühe ablöschen. Avocado schälen, das Fruchtfleisch mit einer Gabel zerdrücken und in die Suppe geben. Mit den Gewürzen und Zitronensaft abschmecken, mit dem Kefir leicht binden. 120 Kalorien

Zitronenkaltschale

1/4 l Wasser, Schale und Saft von 2 Zitronen, 1 EL Speisestärke, 1 Ei, Süßstoff, 1 Msp. Zimt

Wasser mit Zitronenschale und -saft erhitzen, mit angerührter Speisestärke binden und einmal aufkochen lassen. Mit einem Eigelb legieren, mit Süßstoff süßen und kalt stellen. Eiweiß sehr steif schlagen. Auf die kalte Suppe kleine Eischneehäufchen setzen und diese leicht mit Zimt bestäuben. 140 Kalorien

Klare Fleischbrühe mit verschiedenen Einlagen

a) mit Gemüse:

3 Fleischknochen, 1/2 l Wasser, 1 Zwiebel bespickt mit 2 Gewürznelken, 5 Pfefferkörner, 1 Päckchen tiefgefrorenes Suppengrün, Glutamat, 1 TL gehackte Petersilie

Fleischknochen unter fließendem Wasser abspülen und mit 1/2 l Wasser, der bespickten Zwiebel und Pfefferkörnern zum Kochen bringen. Gut abschäumen und 1 Stunde kochen lassen. Knochen, Zwiebel und Pfefferkörner herausnehmen, Suppengrün hineingeben und 8 Minuten leicht kochen lassen. Mit etwas Glutamat würzen und mit gehackter Petersilie bestreuen. 45 Kalorien

b) mit Eierstich:

1 Ei, 2 EL Milch, geriebene Muskatnuß, frisch gemahlener Pfeffer, 3/8 l Fleischbrühe

Ei mit Milch und den Gewürzen verquirlen. In einen kalt ausgespülten Tassenkopf geben und zugedeckt im Wasserbad 20 Minuten stocken lassen. Stürzen und in Würfel schneiden. In die heiße Fleischbrühe geben. 120 Kalorien

c) mit Eierfäden:

1 Ei, etwas Pfeffer, 3/8 l Fleischbrühe

Ei mit Pfeffer verschlagen und in die kochende Fleischbrühe geben. Mit einem Schneebesen kurz durchschlagen und servieren. 105 Kalorien

Gefüllte Pampelmuse

1/2 Pampelmuse, 1/2 Apfel, 1 kleine Möhre, etwas Zitronensaft, 1 Msp. Ingwerpulver, etwas flüssiger Süßstoff

Pampelmuse vorsichtig aushöhlen und das Fruchtfleisch kleinschneiden. Apfel mit der Schale und die Möhre grob raspeln, mit den Pampelmusenstückchen wieder in die ausgehöhlte Schale füllen. Mit Zitronensaft, Ingwerpulver und Süßstoff abschmecken. 150 Kalorien

Fleisch

Kassler im Tontopf

300 g Kassler mit Knochen im Stück, 1/2 l Buttermilch, 1 EL Speisestärke, 2 EL Weißwein

Kassler eine halbe Stunde in der Buttermilch beizen, herausnehmen und in einen gewässerten Tontopf legen. Etwas Buttermilch dazugeben und im Backofen 65 Minuten braten. Zwischendurch öfters mit etwas Buttermilch begießen und nach 60 Minuten den Deckel entfernen, damit das Fleisch schön braun werden kann. Speisestärke mit Wein anrühren und den Bratensaft damit binden.

37 g Eiweiß, 31 g Fett, 28 g Kohlenhydrate, 590 Kalorien

Schweinegulasch

150 g mageres Schweinefleisch, 1 TL Rosenpaprika, 1 TL Mehl, 10 g Butter oder Margarine, 200 g Zwiebeln, Pfeffer, 1/2 TL Kümmel, 100 ccm entfettete Brühe (Würfel), 100 g Senfgurke, 1 EL Tomatenmark

Fleisch in Würfel schneiden und in einer Mischung aus Paprika und Mehl wälzen. In dem heißen Fett kräftig anbraten. Die in Ringe geschnittenen Zwiebeln dazugeben, mit Pfeffer und Kümmel würzen und mit der Brühe ablöschen. 40 Minuten bei geschlossenem Deckel kochen. In Stücke geschnittene Gurke und Tomatenmark dazugeben und noch einmal kurz durchkochen lassen.

32 g Eiweiß, 19 g Fett, 26 g Kohlenhydrate, 425 Kalorien

Fleischbällchen »Turiner Art«

100 g gemischtes Hackfleisch, 1 Ei, 1/2 Brötchen, 1 kleine Zwiebel, 1/2 TL Majoran, Pfeffer, etwas flüssige Maggiwürze, 1/2 l Wasser, 1 Lorbeerblatt, Pfefferkörner, 1 EL Mehl, 1/2 Ecke Schmelzkäse (20 % Fett i. Tr.), etwas Zitronensaft, Pfeffer, Prise Muskat

Aus Hackfleisch, Ei eingeweichtem und ausgedrücktem Brötchen, kleingewürfelter Zwiebel und den Gewürzen einen pikant abgeschmeckten Fleischteig herstellen. Mit feuchten Händen tischtennisballgroße Fleischklößchen formen. Wasser mit Lorbeerblatt und Pfefferkörnern erhitzen, Fleischbällchen einlegen und bei milder Hitze ziehen lassen. Schwimmen die Bällchen oben, sind sie gar. Von der Brühe 1/4 l abnehmen, mit angerührtem Mehl binden und den Käse in der heißen Sauce zerlaufen lassen. Mit Zitronensaft, Pfeffer und Muskat abschmecken. Die Fleischbällchen in der Sauce anrichten.

37 g Eiweiß, 22 g Fett, 32 g Kohlenhydrate, 500 Kalorien

Schlemmerkotelett

1 Schweinekotelett, 1 TL Senf, frisch gemahlener Pfeffer, 1/2 Stange Lauch, 1 Möhre, 1 kleiner Apfel

Von dem Kotelett das Fett abschneiden und in einer Pfanne auslassen. Kotelett mit Senf bestreichen, mit Pfeffer bestreuen und in dem heißen Fett von beiden Seiten scharf anbraten. Das gewaschene und geputzte Gemüse und den Apfel in feine dünne Ringe bzw. in Stifte schneiden, zu dem Fleisch geben und dünsten. Das Gemüse auf dem Kotelett anrichten.

24 g Eiweiß, 24 g Fett, 24 g Kohlenhydrate, 430 Kalorien

Garnierte Schweinemedaillons

120 g Schweinelendchen, 10 g Öl, 1 TL zerstoßener grüner Pfeffer, 1 Orange, 1 Cocktailkirsche

Das Schweinelendchen in zwei dicke Scheiben schneiden, mit dem Handballen leicht flachdrücken, mit Öl bepinseln und in dem zerstoßenen Pfeffer wälzen. Unter dem Grill von jeder Seite 3 Minuten grillen. Orange mit der Schale in Scheiben schneiden und die Medaillons damit garnieren, in die Mitte eine Kirsche setzen.

26 g Eiweiß, 15 g Fett, 11 g Kohlenhydrate, 290 Kalorien

Pfeffersteak

120 g Steakfleisch (dicke Scheibe aus dem Roastbeefstück), weiße und schwarze Pfefferkörner, 1 KL Öl

Steak mit dem Handballen leicht flachdrücken (niemals durch den Steaker geben!) und in zerstoßenen Pfefferkörnern wälzen. Öl erhitzen und das Steak von jeder Seite 3 Minuten scharf braten.

18 g Eiweiß, 18 g Fett, 260 Kalorien

Gespickte Schweinelende

20 g Greyerzer Käse, 150 g Schweinelendchen, 10 g Margarine, 1 TL gehackte Petersilie, 1 EL saure Sahne, Pfeffer, 1 Msp. Senf

Käse in dünne Streifen schneiden, in eine Spicknadel geben und das Schweinelendchen damit spicken. In einer beschichteten Pfanne das Fett erhitzen und das Lendchen von jeder Seite 5 Minuten braten, gehackte Petersilie und saure Sahne dazugeben und mit Pfeffer und Senf abschmecken.

37 g Eiweiß, 20 g Fett, 2 g Kohlenhydrate, 350 Kalorien

Pikante Roulade

1 Ei, 2 EL Selterswasser, 1 TL gehackte Kräuter, Muskat, Pfeffer, 150 g Roulade aus der Oberschale, 1 Msp. scharfer Senf, 1 EL saure Sahne, 1 TL Mehl, etwas flüssige Maggiwürze

Ei mit Selterswasser, Kräutern und Gewürzen verquirlen und über Wasserdampf stocken lassen. Roulade mit Senf bestreichen, mit dem Rührei belegen und zusammenrollen. Mit Klammern oder Zahnstochern verschließen. In einer beschichteten Pfanne die Roulade von allen Seiten kräftig anbraten, mit etwas Wasser ablöschen und zugedeckt 90 Minuten garen. Den Bratenfond mit in saurer Sahne angerührtem Mehl leicht binden und mit Würze abschmecken.

31 g Eiweiß, 25 g Fett, 1 g Kohlenhydrate, 370 Kalorien

Schweine-Curry

1 Schweineschnitzel (120 g), 1 TL Instantmehl, 1 Knoblauchzehe, 10 g Margarine, 2 eingelegte Ingwerfrüchte, 1 TL Curry, 1 EL saure Sahne

Schnitzel in sehr feine Streifen schneiden und mit Instantmehl bestäuben. Eine Pfanne mit Knoblauchzehe ausreiben, Fett erhitzen und das Fleisch darin anbraten. Ingwerfrüchte in kleine Stücke schneiden und mit etwas Ingwersirup und dem Curry zu dem Fleisch geben. Mit 2 EL Wasser ablöschen und 10 Minuten braten. Mit saurer Sahne verfeinern.

23 g Eiweiß, 17 g Fett, 18 g Kohlenhydrate, 360 Kalorien

Herzragout

200 g Kalbsherz, 10 g Margarine, 1 grüne und 1 rote Paprikaschote, 3 kleine Tomaten, 1 EL italienisches Tomatenmark, 1/2 TL Kräuter der Provence, 1 TL Mehl, 1 EL saure Sahne, Pfeffer, flüssige Knoblauchwürze

Herz säubern, unter fließendem Wasser kurz abbrausen, in nicht zu große Würfel schneiden. In heißem Fett anbraten und mit etwas Wasser ablöschen. Zugedeckt 60 Minuten kochen lassen. Paprikaschoten waschen, entkernen und achteln, Tomaten halbieren und zu dem Fleisch geben. 15 Minuten weiterkochen. Tomatenmark und Kräuter dazugeben und mit dem in saurer Sahne angerührten Mehl leicht binden. Mit Pfeffer und einigen Spritzern flüssiger Knoblauchwürze abschmecken.

29 g Eiweiß, 20 g Fett, 19 g Kohlenhydrate, 430 Kalorien

Schinken-Apfel-Steak

1 kleiner Apfel, 1 Scheibe milder gekochter Schinken (50 g), 1 Msp. Kräutersenf, 1 Scheibe salzfreier Käse (30 % Fett i. Tr.)

Apfel schälen, mit einem Apfelausstecher das Kerngehäuse entfernen und in dicke Scheiben schneiden. Eine große Scheibe Schinken mit Senf bestreichen, mit Käse belegen und Apfelringe darauf verteilen. Zusammenklappen und in einer beschichteten Pfanne bei milder Hitze 7 Minuten braten. Mit zwei Pfannenhebern vorsichtig umdrehen und die andere Seite ebenfalls 7 Minuten braten.

18 g Eiweiß, 15 g Fett, 13 g Kohlenhydrate, 270 Kalorien

Meerrettichfleisch

200 g Hohe Rippe wie gewachsen vom Rind, 1 Bund Suppengrün, 1 Zwiebel, 1 Lorbeerblatt, 1/2 l Wasser, 1 EL geriebener Meerrettich

Fleischstück unter fließendem Wasser kurz abbrausen. Wasser mit Zwiebel und Lorbeerblatt erhitzen, Fleisch hineingeben, aufkochen lassen und abschäumen. Zugedeckt 60 Minuten kochen lassen. Das geputzte, kleingeschnittene Suppengrün dazugeben und weitere 10 Minuten kochen. Das Fleisch in Scheiben schneiden und in der Brühe servieren. Dazu: geriebener Meerrettich.
Reste eignen sich gut als kalter Aufschnitt.

31 g Eiweiß, 36 g Fett, 10 g Kohlenhydrate, 540 Kalorien

Nierenragout »Florida«

150 g Schweinenieren, 1 Orange (Saft und Schale), 1 EL Cognac, 10 g Butter, 1 EL saure Sahne, Pfeffer, 1 TL gehackte Petersilie

Nieren gut säubern und 1 Stunde wässern. Dann in ganz feine Scheibchen schneiden, mit Orangensaft und Cognac beträufeln und zugedeckt eine halbe Stunde kühl stellen. Butter erhitzen, die aus der Beize genommenen Nieren anbraten und mit der Beize ablöschen. Saure Sahne und abgeriebene Orangenschale dazugeben, mit frisch gemahlenem Pfeffer würzen und mit gehackter Petersilie bestreuen.

25 g Eiweiß, 18 g Fett, 12 g Kohlenhydrate, 370 Kalorien

Leber »Diana«

2 kleine Scheiben Rinderleber (150 g), 1 TL Mehl, 10 g Margarine, 1 kleine Zwiebel, 100 g Champignons aus der Dose, Pilzwasser, 1 TL Mehl, 3 EL Rotwein, 1 EL saure Sahne

Leber soweit noch nötig häuten und in Mehl wenden. Fett erhitzen und die Leber von jeder Seite 4 Minuten braten, herausnehmen und warm stellen. Zwiebel würfeln, Champignons in dünne Scheibchen schneiden und zusammen in dem Bratenfond dünsten, mit Pilzwasser aus der Dose ablöschen. Mehl in Rotwein anrühren und die Sauce damit binden, mit saurer Sahne abschmecken. Leber pfeffern und in der Sauce servieren.

32 g Eiweiß, 13 g Fett, 33 g Kohlenhydrate, 450 Kalorien

Engadiner Schnitzel

1 Kalbsschnitzel (125 g), 1 EL geriebener Emmentaler Käse, 1 EL Dosenmilch, 1 Prise Rosenpaprika, Pfeffer, Muskat

Schnitzel leicht klopfen und in einer beschichteten Pfanne von jeder Seite 2 Minuten braten. Käse mit Milch und den Gewürzen zu einer streichfähigen Paste rühren und die eine Seite des Schnitzels damit bestreichen. Unterm Grill 5 Minuten überbacken.

33 g Eiweiß, 5 g Fett, 160 Kalorien

Frikadellen nach Großmutter Art

125 g gemischtes Hackfleisch, 1 Ei, 1 kleine Zwiebel, 10 g Butter, 100 g Champignons, 1 EL gehackte Kräuter (Petersilie, Borretsch, Schnittlauch und Melisse), Pfeffer, etwas flüssige Maggiwürze

Fett erhitzen, feingewürfelte Zwiebel und in Scheiben geschnittene Champignons andünsten, gehackte Kräuter dazugeben und mit Pfeffer würzen. So lange dünsten, bis keine Flüssigkeit mehr vorhanden ist. Hackfleisch, Ei, etwas flüssige Würze und die Pilzmasse miteinander verkneten und zwei Frikadellen formen. In einer beschichteten Pfanne bei milder Hitze braten.

25 g Eiweiß, 25 g Fett, 8 g Kohlenhydrate, 490 Kalorien

Banana Hackbraten

150 g gemischtes Hackfleisch, 1 Ei, 1 kleine Zwiebel, 1/2 eingeweichtes Brötchen, Pfeffer, Thymian, Majoran, flüssige Maggiwürze, 1 Banane

Aus Hackfleisch, Ei, feingehackter Zwiebel, ausgedrücktem Brötchen und den Gewürzen einen pikant abgeschmeckten Fleischteig herstellen. Die Hälfte des Teiges in eine kleine Aluform geben, die geschälte Banane darauflegen und mit dem restlichen Fleischteig abdecken. Im vorgeheizten Backofen bei Mittelhitze 45 Minuten braten.
Kalt aufgeschnitten schmeckt der Braten auch auf Brot.

39 g Eiweiß, 27 g Fett, 30 g Kohlenhydrate, 540 Kalorien

Kalbszunge »Königsberg«

1 Kalbszunge, 1 Bund Suppengrün, 1 Zwiebel, 1 Lorbeerblatt, etwas Zitronenschale, 5–6 Pfefferkörner, 1 Beutel Schildkrötensuppe, etwas Zitronensaft, Pfeffer und Muskat

Die gewaschene Zunge mit Suppengrün, Zwiebel, Lorbeerblatt, Zitronenschale und Pfefferkörnern in 1 l Wasser 1 1/2 Stunden kochen. Aus dem Sud nehmen, abschrecken, schälen und in dicke Scheiben schneiden. 1/4 l Zungensud erhitzen, Schildkrötensuppe einstreuen, aufkochen und mit Zitronensaft und den Gewürzen abschmecken. Zungenscheiben in der Sauce anrichten.

24 g Eiweiß, 24 g Fett, 420 Kalorien

Leber »Sauer«

150 g Kalbsleber, 1 TL Instant-Mehl, 10 g Butter, 1 kleine Zwiebel, 1 Tasse entfettete Fleischbrühe (Würfel), Pfeffer, Kräuter der Provence, 1 EL Basilikumessig, 1 EL saure Sahne

Leber abhäuten, in Würfel schneiden, mit Mehl bestäuben und in heißem Fett von beiden Seiten bräunen. Feingewürfelte Zwiebel dazugeben und mit der Brühe ablöschen. Mit Pfeffer, Kräutern und Essig würzen und mit der sauren Sahne abschmecken.

29 g Eiweiß, 16 g Fett, 15 g Kohlenhydrate, 355 Kalorien

Rehsteak »Försterin«

1 Rehschnitzel (150 g), 1/2 Zitrone, Pfeffer, 10 g Margarine, 1 kleine Dose Pfifferlinge, 1 kleine Zwiebel, 1 kleine Dose Karotten

Rehschnitzel mit etwas Zitronensaft beträufeln und zugedeckt 30 Minuten stehen lassen. Leicht pfeffern und in heißem Fett von jeder Seite 4 Minuten braten. Vor dem Umdrehen die feingewürfelte Zwiebel und die gut abgetropften Pfifferlinge dazugeben und mitdünsten. Pfifferlinge auf dem Steak anrichten und mit den warmgemachten Karotten umlegen.

28 g Eiweiß, 13 g Fett, 20 g Kohlenhydrate, 320 Kalorien

Gespicktes Hirschschnitzel

1 Hirschschnitzel (150 g), 1/8 l Buttermilch, 20 g fetter Speck, Pfeffer, 1 gekochte Birne (aus der Dose), 1 EL Johannisbeergelee

Hirschschnitzel 3 Stunden in Buttermilch legen. Herausnehmen, mit Küchenkrepp trockentupfen und mit dünnen Speckstreifen spicken, leicht pfeffern und in einer beschichteten Pfanne von jeder Seite 6 Minuten zugedeckt braten. Birnenhälften mit Johannisbeergelee füllen und zu dem Schnitzel reichen.

39 g Eiweiß, 22 g Fett, 31 g Kohlenhydrate, 445 Kalorien

Geflügel

Hähnchen »Sambal«

$^1/_2$ Packung tiefgefrorenes Hähnchenbrustfilet (150 g), 1 TL China-Gewürz, $^1/_2$ TL Cayennepfeffer, je 1 Msp. Knoblauchpulver, Zimt, Gewürznelken, Anis und Ingwerpulver, 1 KL Öl, 2 Zwiebeln, 1 Knoblauchzehe, 1 grüne Paprikaschote, 1 Tasse Wasser, 2 Tomaten, 1 kleiner säuerlicher Apfel, 1 EL saure Sahne

Hähnchenbrustfilet auftauen und in ragoutgroße Stücke schneiden. Alle Gewürze miteinander mischen, über die Hähnchenstücke geben und zugedeckt 1 Stunde stehen lassen. Öl erhitzen und die Fleischstücke von allen Seiten kräftig anbraten. Geschälte halbierte Zwiebeln, feingehackte Knoblauchzehe und die gesäuberte, in Achtel geschnittene Paprikaschote zugeben, mit andünsten und mit Wasser ablöschen. Zugedeckt 20 Minuten schmoren lassen. Abgezogene, geachtelte Tomaten und geschälte Apfelspalten dazugeben, weitere 5 Minuten schmoren und mit saurer Sahne abschmecken.

26 g Eiweiß, 9 g Fett, 28 g Kohlenhydrate, 320 Kalorien

Rebhuhn »Hawaii«

1 bratfertiges Rebhuhn, Pfeffer, Knoblauchpulver, 1 bouquet garni, 20 g durchwachsener Speck, 250 g Sauerkraut aus der Dose, 2 Scheiben Ananas

Bratfertiges Rebhuhn innen und außen mit Pfeffer und Knoblauchpulver einreiben, bouquet garni hineingeben und mit einer Scheibe Speck umwickeln. In einen gewässerten Tontopf geben, Sauerkraut, Ananasstücke, etwas Ananassaft und $^1/_2$ Tasse Wasser dazugeben und bei geschlossenem Deckel 60 Minuten schmoren.

32 g Eiweiß, 22 g Fett, 30 g Kohlenhydrate, 470 Kalorien

Hähnchenschenkel im Tontopf

1 Packung tiefgefrorene Hähnchenschenkel (300 g), Pfeffer, Knoblauchpulver, etwas Salbei und Rosmarin, 1 Möhre, 1/2 Stange Porree, 1/4 Sellerieknolle, 100 g Champignons, 1 Tasse Weißwein, 1 TL Speisestärke

Hähnchenschenkel auftauen und kräftig mit Pfeffer und Knoblauchpulver einreiben, mit Salbei und Rosmarin würzen. In einen gewässerten Tontopf geben und mit dem geputzten und kleingeschnittenen Gemüse umlegen, Weißwein dazugeben und in den kalten Backofen schieben. 50 Minuten schmoren. Speisestärke mit etwas Wasser anrühren und den Fleischsaft damit binden.

29 g Eiweiß, 6 g Fett, 29 g Kohlenhydrate, 365 Kalorien

Pikante Taube (in der Bratfolie)

1 bratfertige Taube (tiefgefroren oder frisch), Pfeffer, Liebstöckl, Estragonblätter und etwas Basilikum, 10 g flüssige Butter

Die bratfertige Taube von innen und außen pfeffern, Liebstöckl-, Estragonblätter und Basilikum hineinstreuen und in die Mitte der Bratfolie geben, mit flüssiger Butter bestreichen. Die Folie an beiden Seiten über dem Bratgut hochheben und mehrere Male umschlagen, so daß der Verschluß dicht ist. Die mit Aluminium beschichteten Streifen der Bratfolie zusammendrücken und so drehen, daß ein lockeres, aber dichtes Paket entsteht. In den vorgeheizten Backofen geben und bei mittlerer Hitze (200 Grad) 50 Minuten braten.

25 g Eiweiß, 14 g Fett, 230 Kalorien

Fisch

Forelle vom Rost

1 küchenfertige Forelle (250 g), 1/2 Zitrone, Pfeffer, Prise Knoblauchpulver, 1 EL gehackte Kräuter (Petersilie, Schnittlauch, Dill, Liebstöckl, Basilikum, Kerbel), 1 EL Senf, 2 EL Semmelmehl, 10 g Butter

Forelle unter fließendem Wasser säubern, mit Küchenkrepp trockentupfen, säuern und innen leicht pfeffern, etwas Knoblauchpulver dazugeben und mit den gehackten Kräutern füllen. Forelle mit Senf bestreichen, in Semmelmehl wälzen, mit Butterflöckchen belegen und auf dem Rost im vorgeheizten Backofen bei großer Hitze 15 Minuten grillen.

31 g Eiweiß, 11 g Fett, 33 g Kohlenhydrate, 390 Kalorien

Forellenfilets in Sülze

1 Regenbogenforelle (350 g), 1/4 l entfettete Brühe (Würfel), 1 mit Gewürznelken bespickte Zwiebel, 1 Lorbeerblatt, 4 Pfefferkörner, 5 Wacholderbeeren, 1/2 TL Senfkörner, 1 Bund Suppengrün, 2 EL Weinessig, 3–4 Spritzer Tabasco, Pfeffer, Glutamat, 1 Msp. Kräutermischung (Herbes de Provence), 3 Blatt weiße Gelatine

Forelle säubern und filetieren. Entfettete Brühe mit bespickter Zwiebel, Lorbeerblatt, Pfefferkörnern, Wacholderbeeren, Senfkörnern, geputztem und kleingeschnittenem Suppengrün, Essig, Gewürzen und Kräutern zum Kochen bringen. Filets 10 Minuten bei milder Hitze darin ziehen lassen, dann herausnehmen. Brühe durch ein Sieb gießen und die vorher eingeweichte, gut ausgedrückte Gelatine in der heißen Brühe auflösen. In einen tiefen Teller einen Spiegel gießen, erstarren lassen. Filets darauf geben, mit der übrigen Sülzmasse übergießen, kühl stellen und ganz erstarren lassen.

26 g Eiweiß, 3 g Fett, 140 Kalorien

Gegrillte Hechtschnitte

1 dicke Scheibe vom Hecht (200 g), 1/2 Zitrone, Pfeffer, 1 TL Öl, 2 EL saure Sahne, 1 hartgekochtes Ei, 1 kleine Gewürzgurke, 1 TL italienisches Tomatenmark, 1 TL Johannisbeergelee.

Fisch säubern, trockentupfen und säuern. Mit Pfeffer würzen, mit Öl bestreichen und von beiden Seiten 7 Minuten braten oder grillen. Sahne mit kleingehacktem Ei, gewürfelter Gurke, Tomatenmark und Johannisbeergelee verrühren und zu dem Fisch reichen.

23 g Eiweiß, 15 g Fett, 10 g Kohlenhydrate, 300 Kalorien

Heilbutt mit jungem Gemüse

200 g Heilbutt (eine Scheibe), 1/2 Zitrone, Pfeffer und Rosenpaprika, 10 g Butter oder Margarine, 150 g extra feine gedünstete Erbsen, 100 g gedünstete Champignons, 1 Bund Petersilie

Heilbutt kurz unter fließendem Wasser abbrausen, trockentupfen und mit Zitronensaft beträufeln. Kurz einziehen lassen, würzen und in heißem Fett von beiden Seiten 7 Minuten goldbraun braten. Mit Erbsen und Champignons umlegen und mit gehackter Petersilie bestreuen.

35 g Eiweiß, 16 g Fett, 20 g Kohlenhydrate, 400 Kalorien

Seelachs auf »ungarische Art«

Zitronensaft, Sojasauce, flüssige Paprika-, Pfeffer- und Knoblauchwürze, 1 feingehackte Zwiebel, 200 g Seelachsfilet, je 1 kleine grüne und rote Paprikaschote, 10 g Margarine, 1 EL gehackte Kräuter

Aus Zitronensaft, den flüssigen Würzen, Sojasauce und der gehackten Zwiebel eine Marinade herstellen und das Fischfilet ca. 1 Stunde darin beizen. Die Paprikaschoten säubern und in feine Streifen schneiden. Den Fisch aus der Beize nehmen, in wenig Fett kurz von beiden Seiten anbraten, das Gemüse dazugeben, mit der Beize ablöschen und zugedeckt ca. 8 Minuten dünsten. Mit gehackten Kräutern bestreuen.

38 g Eiweiß, 10 g Fett, 17 g Kohlenhydrate, 420 Kalorien

Seelachs auf Äpfeln

150 g Seelachsfilet, 1/2 Zitrone, 1/2 TL Senf, Pfeffer, Paprika, 1 EL gehackte Kräuter (Kerbel, Schnittlauch, Majoran), 2 säuerliche Äpfel

Seelachsfilet säubern, mit Zitronensaft beträufeln und zugedeckt etwas ziehen lassen. Senf, Pfeffer, Paprika und Kräuter vermischen und diese Paste auf die Oberseite des Fisches streichen. Äpfel rund schälen, Kerngehäuse mit dem Apfelausstecher entfernen und in dicke Scheiben schneiden. Einen gewässerten Tontopf mit den Apfelscheiben auslegen, den Fisch daraufgeben und 30 Minuten dünsten.

28 g Eiweiß, 2 g Fett, 25 g Kohlenhydrate, 230 Kalorien

Seelachs auf Jäger Art

150 g Seelachsfilet, 1/2 Zitrone, Pfeffer, 1 kleine Dose Mischpilze, 2 Tomaten, 1 Zwiebel, 1 Bund Petersilie

Seelachsfilet säubern, mit Zitronensaft beträufeln und leicht pfeffern. Mischpilze unter fließendem Wasser kurz abbrausen, Tomaten achteln, Zwiebel würfeln. Fisch in einen gewässerten Tontopf geben, mit Gemüse umlegen, in den kalten Ofen schieben und 30 Minuten dünsten.

34 g Eiweiß, 17 g Kohlenhydrate, 230 Kalorien

Szegediner Fischgulasch

150 g Seelachsfilet, 1/2 Zitrone, 3–4 Spritzer flüssige Knoblauchwürze, 1 TL Rosenpaprika, 10 g durchwachsener Speck, 1 große Zwiebel, 200 g Sauerkraut, 1 kleiner Apfel, 1 kleine, mit Gewürznelken gespickte Zwiebel, 1 Lorbeerblatt, 4 Wacholderbeeren, 3 Pfefferkörner, 1 EL Apfelessig, 1/2 TL zerstoßener Kümmel, 1 Tasse Wasser, 1 EL italienisches Tomatenmark, 2 EL Joghurt

Seelachsfilet säubern und in große Stücke schneiden. Mit Zitronensaft beträufeln, mit Knoblauch würzen und mit Paprika bestäuben. Zudecken und stehen lassen. Den gewürfelten Speck auslassen und die kleingeschnittene Zwiebel darin glasig dünsten. Sauerkraut, kleingeschnittenen, geschälten Apfel und die Gewürze dazugeben. Mit etwas Wasser auffüllen und zugedeckt 20 Minuten dünsten. Tomatenmark und Fischstücke dazugeben und 10 Minuten weiterdünsten. Zum Schluß mit dem Joghurt abrunden.

35 g Eiweiß, 10 g Fett, 32 g Kohlenhydrate, 370 Kalorien

Fischspieße

100 g Seelachsfilet, 100 g Goldbarschfilet, ½ Zitrone, 1 große Zwiebel, 2 Tomaten, 1 kleiner Apfel, 20 g durchwachsener Speck, Pfeffer, Majoran, 1 TL Öl

Fischfilet in große Würfel schneiden und säuern. Zwiebel und Tomaten achteln, Apfel schälen und in dicke Spalten schneiden. Alle Zutaten abwechselnd mit dünnen Speckscheiben auf Spieße stecken und mit Pfeffer und Majoran würzen. Mit Öl bestreichen und im Grill oder in der Bratpfanne braten, dabei öfters wenden, damit der Fisch nicht anbackt.

40 g Eiweiß, 21 g Fett, 26 g Kohlenhydrate, 480 Kalorien

Obst-Fisch-Salat

150 g Seelachsfilet, ¼ l Wasser, Fischgewürz, 1 Zwiebel, 2 EL Essig, 1 kleiner grüner Apfel, 2 EL Mandarin-Orangen (aus der Dose), 1 Scheibe Ananas, 100 g entsteinte Sauerkirschen, ½ Zitrone, je 1 Msp. Zucker und Curry, etwas Pfeffer, 4 EL Kefir oder Schwedenmilch, 1 EL gehackte Petersilie

Seelachsfilet säubern und in dem Fischsud 15 Minuten gar dünsten, auskühlen lassen und in größere Stücke zerpflücken. Apfel gut waschen, Kerngehäuse entfernen und mit der Schale in Spalten schneiden. Mit gut abgetropften Mandarin-Orangen, in Schnitzel geschnittener Ananas und den Kirschen mischen. Zitronensaft, Zucker, Curry, Pfeffer und Kefir dazugeben, mischen und etwas durchziehen lassen. Dann vorsichtig die ausgekühlten Fischstückchen darunterheben und mit gehackter Petersilie bestreuen.

31 g Eiweiß, 4 g Fett, 53 g Kohlenhydrate, 380 Kalorien

Fischragout »Esterhazy«

150 g Seelachsfilet, etwas Zitronensaft, 1 EL Öl, 1 Möhre, $^{1}/_{4}$ Knolle Sellerie, $^{1}/_{2}$ Stange Lauch, $^{1}/_{2}$ Apfel, 1 EL saure Sahne, Pfeffer, flüssige Maggiwürze

Seelachsfilet säubern und mit Zitronensaft säuern. Öl erhitzen und den Fisch von beiden Seiten 7 Minuten braten. Das geputzte und in sehr feine Streifen geschnittene Gemüse und Apfel dazugeben und mitdünsten. Mit saurer Sahne verfeinern, mit den Gewürzen abschmecken und das Gemüse auf dem Filet anrichten.
30 g Eiweiß, 4 g Fett, 21 g Kohlenhydrate, 250 Kalorien

Fischbällchen in Krabben-Dill

100 g Seelachsfilet, $^{1}/_{2}$ eingeweichtes Brötchen, 1 kleine Zwiebel, 1 Ei, 1 EL gehackte Kräuter (Schnittlauch, Petersilie, Kerbel, Rosmarin), Pfeffer, 3–4 Spritzer flüssige Maggiwürze und Knoblauchwürze, $^{1}/_{2}$ l Wasser, 2 Lorbeerblätter, 5 Wacholderbeeren, 6 Pfefferkörner, $^{1}/_{2}$ TL Senfkörner, 1 Zwiebel bespickt mit 3 Gewürznelken, 1 EL Essig, 1 gehäufter EL Mehl, 2 EL Nordseekrabben, 1 Bund Dill, etwas Zitronensaft, 1 Msp. Glutamat, Pfeffer

Fischfilet säubern, in kleine Stücke schneiden, zusammen mit dem gut ausgedrückten Brötchen und der halbierten Zwiebel durch den Fleischwolf drehen. Ei und gehackte Kräuter dazugeben und mit Pfeffer und flüssigen Würzen abschmecken. Mit feuchten Händen kleine Bällchen formen. Wasser mit Lorbeerblättern, Wacholderbeeren, Pfefferkörnern, Senfkörnern, der bespickten Zwiebel und Essig zum Kochen bringen, Bällchen einlegen und bei milder Hitze garziehen lassen. Wenn sie an der Oberfläche schwimmen, sind sie gar. $^{1}/_{4}$ l von dem Fischsud abnehmen, zum Kochen bringen und mit angerührtem Mehl binden. Aufkochen, Krabben und feingeschnittenen Dill dazugeben und mit etwas Zitronensaft, Glutamat und Pfeffer abschmecken. Die Fischbällchen in der Sauce servieren.
39 g Eiweiß, 7 g Fett, 35 g Kohlenhydrate, 390 Kalorien

Fischroulade »Genua«

200 g Kabeljaufilet, 1 Gewürzgurke, 1 TL geriebener Käse (30%ig), 1 TL Schnittlauchröllchen, 1 TL gehackte Zwiebeln, Pfeffer, je 1 Msp. Senf und Knoblauchpulver, 1/2 Zitrone

Kabeljaufilet säubern und auf 150 g zurechtschneiden. Die Fischreste sehr fein hacken und mit gehackter Gewürzgurke, geriebenem Käse, Schnittlauchröllchen, gehackter Zwiebel, Pfeffer, Senf und Knoblauchpulver vermischen. Fischfilet mit Zitronensaft beträufeln, mit der Fischmasse bestreichen und zusammenrollen. Mit einem Holzspeilchen befestigen und in wenig Wasser in einer Kasserolle 15 Minuten dünsten.

36 g Eiweiß, 2 g Fett, 6 g Kohlenhydrate, 220 Kalorien

Gefüllter Kabeljau

200 g Kabeljaufilet, 1/2 Zitrone, 1 EL italienisches Tomatenmark, 2 EL Dosenmilch, 1 feingehackte Zwiebel, Pfeffer, flüssige Knoblauchwürze, 1 EL gehackte Petersilie und Majoran, 10 g Butter oder Margarine

Kabeljaufilet säubern und der Länge nach halbieren, so daß zwei gleichgroße Hälften entstehen. Mit Zitronensaft beträufeln und zugedeckt etwas stehen lassen. Tomatenmark mit Dosenmilch, gehackter Zwiebel, Pfeffer, Knoblauchwürze und gehackten Kräutern zu einem dicken Brei verrühren und die eine Hälfte auf ein Fischfilet streichen, mit dem zweiten Filetstück abdecken und den restlichen Brei auf die Oberseite streichen. In eine Bratpfanne geben, mit Fettflöckchen belegen und im vorgeheizten Ofen 20 Minuten braten.

38 g Eiweiß, 11 g Fett, 15 g Kohlenhydrate, 330 Kalorien

Fisch nach Zigeuner Art

200 g Kabeljau im Stück, 1/2 Zitrone, 1 Bund Suppengrün, 1 Zwiebel, 1 Lorbeerblatt, 6 Pfefferkörner, 1 EL Fischgewürz, 1/2 TL Senfkörner, 2 EL Essig, 1/2 l Wasser, 1 Zwiebel, 1/2 rote und 1/2 grüne Paprikaschote, 1 kleine Gewürzgurke, 10 g Butter oder Margarine, 1 EL italienisches Tomatenmark, 2—3 Spritzer Tabasco, 1/2 TL Rosenpaprika, Pfeffer, 1 TL Curry-Ketchup, 1 EL Schnittlauchröllchen

Kabeljau säubern, säuern und zugedeckt stehen lassen. Suppengrün und Zwiebel putzen, mit den übrigen Gewürzen in einen Topf geben, Wasser und Essig darübergießen und zum Kochen bringen. 10 Minuten kochen lassen, dann den gesäuerten Fisch dazugeben und 20 Minuten bei milder Hitze ziehen lassen. Zwiebel fein hacken, die geputzten und entkernten Paprikaschoten und die Gewürzgurke in feine Streifen schneiden. In heißem Fett andünsten, Tomatenmark dazugeben und mit den Gewürzen abschmecken. Mit Fischsud ablöschen. Curry-Ketchup und Schnittlauchröllchen dazugeben, Fisch mit einer Schaumkelle aus dem Sud nehmen und in der Sauce anrichten.

23 g Eiweiß, 8 g Fett, 15 g Kohlenhydrate, 245 Kalorien

Überbackener Tomatenfisch

150 g Kabeljaufilet, 1/2 Zitrone, 4 Tomaten, 1 große Zwiebel, Pfeffer, Majoran, Thymian, 1 Msp. Knoblauchpulver, 1 EL Semmelmehl, 10 g Butter oder Margarine

Kabeljaufilet säubern, in 4 cm lange Stücke schneiden und mit Zitronensaft beträufeln. Tomaten in dicke Scheiben schneiden, Zwiebel würfeln. In eine Auflaufform abwechselnd Fisch-, Tomaten- und Zwiebelstücke schichten, dabei jede Lage mit Pfeffer, Thymian Majoran und Knoblauchpulver bestreuen. Oberste Schicht soll Fisch sein. Mit Semmelmehl bestreuen, mit Fettflöckchen belegen und im vorgeheizten Backofen 20 Minuten überbacken.

31 g Eiweiß, 8 g Fett, 29 g Kohlenhydrate, 350 Kalorien

Fischgulasch »Gärtnerin«

150 g Kabeljaufilet, 1/2 Zitrone, 10 g Butter oder Margarine, 1 kleine Zwiebel, 1 Knoblauchzehe, 100 g Champignons, 1 kleine Paprikaschote, 1 Möhre, 1 Tomate, Pfeffer, Paprika, 1/2 TL zerstoßener Kümmel, 1 Msp. Majoran, 100 g Senfgurke, 1 EL Schnittlauchröllchen

Kabeljaufilet säubern, säuern, in Streifen schneiden und in heißem Fett anbraten. Gewürfelte Zwiebel, feingehackte Knoblauchzehe, blättrig geschnittene Champignons, in Streifen geschnittene Paprikaschote und Möhre dazugeben. Gut durchdünsten und die geachtelte Tomate dazufügen. Mit Pfeffer, Paprika, Kümmel und Majoran würzen und mit etwas Wasser ablöschen. Zugedeckt 10 Minuten dünsten. Kleingeschnittene Senfgurke dazugeben, heiß werden lassen und mit Schnittlauchröllchen bestreuen.

32 g Eiweiß, 8 g Fett, 26 g Kohlenhydrate, 335 Kalorien

Kräuterfischsalat

200 g Schellfisch im Stück, 1/4 l Wasser, 1 Tütchen Fischgewürz, 1 Zwiebel, 2 EL Kräuter-Essig, 1 Becher Joghurt, 2 EL saure Sahne, 1 zerdrückte Knoblauchzehe, 1 EL feingehackte Kräuter (Dill, Petersilie, Schnittlauch), etwas Zitronensaft, Pfeffer, 1 Msp. Kräutersenf

Schellfisch säubern und die Haut entfernen. Wasser mit Gewürz, halbierter Zwiebel und Essig zum Kochen bringen und den Fisch 15 Minuten bei milder Hitze darin ziehen lassen. Joghurt mit saurer Sahne, zerdrückter Knoblauchzehe und den feingehackten Kräutern verrühren. Mit Zitronensaft, Pfeffer und Kräutersenf abschmecken. Fisch auskühlen lassen, entgräten und in größere Stücke zerpflücken. Vorsichtig unter die Joghurtmarinade mischen und gut gekühlt servieren.

29 g Eiweiß, 9 g Fett, 10 g Kohlenhydrate, 260 Kalorien

Meraner Fischschnitzel

1 Kotelettstück vom Schellfisch (200 g), 1/2 Zitrone, Pfeffer, Rosenpaprika, 1 Msp. Knoblauchpulver, 1 TL Mehl, 10 g Butter oder Margarine, 1/2 grüne und 1/2 rote Paprikaschote, 1/2 Ecke Camembert

Fisch säubern, mit Zitronensaft beträufeln und würzen. In heißem Fett von beiden Seiten 5 Minuten braten. Paprikaschoten säubern und in feine Streifen schneiden, mit Camembert mischen und auf dem Fisch verteilen. Im vorgeheizten Backofen kurz überbacken.

27 g Eiweiß, 15 g Fett, 10 g Kohlenhydrate, 305 Kalorien

Gespickter Schellfisch

1 Schwanzstück vom Schellfisch (250 g), 1/2 Zitrone, abgeriebene Zitronenschale, 1 Knoblauchzehe, Pfeffer, Rosenpaprika, je 1 Msp. Liebstöckl und Ingwerpulver, 30 g fetter Speck, 1 Tasse Weißwein, 1 Zwiebel, 1 Lorbeerblatt, 5 Wacholderbeeren, 6 Pfefferkörner, 1 Petersilienwurzel, 1 EL helle Sauce Instant, 1 Bund Dill

Schellfisch unter fließendem Wasser säubern, mit Küchenkrepp trockentupfen, mit Zitronensaft beträufeln. Mit einer Mischung aus abgeriebener Zitronenschale, ausgedrückter Knoblauchzehe, Pfeffer, Rosenpaprika, Liebstöckl und Ingwerpulver einreiben und zugedeckt etwas ziehen lassen. Speck in dünne Streifen schneiden und den Fisch mit einer Spicknadel entlang der Rükkenlinie spicken. Mit Weißwein, geviertelter Zwiebel, Lorbeerblatt, Wacholderbeeren, Pfefferkörnern und geschabter Petersilienwurzel in einen Bratbeutel geben, gut verschließen und mit einer Gabel zweimal die Oberseite einstechen. Auf eine Fettpfanne legen und im vorgeheizten Backofen bei 200 Grad 25 Minuten braten. Bratbeutel herausnehmen, eine Ecke anschneiden und den Saft durch ein Sieb gießen. Erhitzen, helle Sauce Instant einstreuen und feingehackten Dill dazugeben, evtl. noch etwas pfeffern. Die Sauce zu dem Fisch reichen.

29 g Eiweiß, 24 g Fett, 25 g Kohlenhydrate, 525 Kalorien

Makrele »Bari«

1 kleine küchenfertige Makrele (300 g), 1 TL Kräutersenf, 1 ausgepreßte Knoblauchzehe, Pfeffer, 1 TL Öl, 1/2 Stange Lauch, 1 Tomate, 1 kleine Fenchelknolle, 1 Möhre, Glutamat, 1 Vollmilchjoghurt, Pfeffer, Senf, 1/2 Zitrone, 2 EL gehackte Kräuter (Petersilie, Kerbel, Melisse, Estragon, Borretsch)

Makrele unter fließendem Wasser kurz säubern, trockentupfen und innen mit Senf bestreichen, mit Knoblauch und Pfeffer würzen. Ein großes Stück Alufolie mit Öl einpinseln und den Fisch darauflegen. Lauch, Fenchel und Möhre putzen und kleinschneiden (das Fenchelgrün kleingehackt für die Kräutersauce übriglassen), Tomate achteln. Das Gemüse zu dem Fisch legen, mit Glutamat bestreuen und die Folie gut verschließen. Im vorgeheizten Backofen bei 220 Grad 35 Minuten garen. Die letzten 5 Minuten vor Beendigung der Garzeit die Folie etwas öffnen und bräunen lassen. – Joghurt mit Pfeffer, Senf, etwas Zitronensaft und den gehackten Kräutern gut verrühren und die Sauce zu dem Fisch reichen.

37 g Eiweiß, 29 g Fett, 20 g Kohlenhydrate, 500 Kalorien

Gebratene Scholle

1 Scholle (250 g), 1/2 Zitrone, Pfeffer, 10 g Butter oder Margarine, 100 g Champignons, 1 kleine Zwiebel, 1 EL Nordseekrabben, 1 EL gehackte Kräuter (Dill und Petersilie)

Scholle gut unter fließendem Wasser säubern, mit Zitronensaft beträufeln und innen und außen pfeffern. In einer beschichteten Pfanne Fett erhitzen und die Scholle von jeder Seite 7 Minuten braten. Herausnehmen und warm stellen. Die geputzten und in Scheibchen geschnittenen Champignons mit der gewürfelten

Zwiebel in dem Bratenfett 5 Minuten dünsten. Krabben und gehackte Kräuter dazugeben und 5 Minuten weiterdünsten. Auf der Scholle anrichten.

35 g Eiweiß, 10 g Fett, 8 g Kohlenhydrate, 275 Kalorien

Schollenfilets »Winzer Art«

1/2 Packung tiefgefrorene Schollenfilets (150 g), 1/2 Zitrone, Pfeffer, 1 TL Mehl, 1 EL Öl, 125 g grüne und blaue Weintrauben, 1 kleiner säuerlicher Apfel

Schollenfilet unaufgetaut mit Zitronensaft beträufeln, pfeffern und mit Mehl bestäuben. In heißem Öl von beiden Seiten goldbraun braten. Weintrauben halbieren, entkernen, Apfel mit der Schale in Spalten schneiden und alles zu dem Fisch geben. In dem Fischfett kurz durchdünsten und zum Schluß über dem fertigen Fisch anrichten.

28 g Eiweiß, 12 g Fett, 35 g Kohlenhydrate, 375 Kalorien

Fisch »Malaysia«

20 g chinesische Pilze, 3 getrocknete Aprikosen, 150 g Rotbarschfilet, 1/2 Zitrone, Pfeffer, 1/2 TL Curry, 1 Msp. Knoblauchpulver, 10 g Butter oder Margarine, 100 g Ananasstückchen

Pilze und Aprikosen in etwas Wasser einweichen. Fisch säubern, in Ragoutstücke schneiden, mit Zitronensaft beträufeln und würzen. Fett erhitzen und die Fischstücke 6 Minuten kräftig von allen Seiten braten, herausnehmen und warm stellen. Abgetropfte Pilze und Aprikosen mit Ananasstückchen im Bratfett erhitzen und auf dem Fisch anrichten.

32 g Eiweiß, 13 g Fett, 30 g Kohlenhydrate, 390 Kalorien

Fisch-Waldorfsalat

150 g Rotbarschfilet, 1/4 l Wasser, Fischgewürz, 1 halbierte Zwiebel, 2 EL Essig, 1 Apfel, 1/4 Knolle Sellerie (150 g), 1/2 Zitrone, Prise Zucker, Glutamat, Pfeffer, 1 Msp. Curry, 2 EL saure Sahne, 3 Walnüsse, 1 TL gehackte Petersilie

Rotbarschfilet säubern und in dem Fischsud 15 Minuten garziehen lassen. Apfel schälen, Sellerie putzen und beide raspeln oder in sehr feine Streifen schneiden. Mit Zitronensaft beträufeln, mit Zucker, Glutamat, Pfeffer und Curry abschmecken. Saure Sahne darübergeben und mischen. Gehackte Walnüsse und den in kleine Stücke zerpflückten, ausgekühlten Fisch dazugeben und vorsichtig untermischen. Gut durchziehen lassen und mit gehackter Petersilie bestreuen.

33 g Eiweiß, 15 g Fett, 23 g Kohlenhydrate, 385 Kalorien

Gedünstete Seezunge

1 Seezunge (250 g), 1/2 Zitrone, Pfeffer, 100 g Champignons, 1 Zwiebel, 1 Knoblauchzehe, 1 EL gehackte Kräuter (Petersilie, Kerbel, Estragon, Salbei und Rosmarin), Glutamat, 10 g Butter

Seezunge bereits vom Fischhändler ausnehmen, häuten und filetieren lassen. Säubern, säuern und leicht pfeffern. Champignons putzen, Zwiebel und Knoblauchzehe schälen. Alles zusammen fein hacken und mit den Kräutern, Glutamat und der Butter vermischen. Ein entsprechend großes Stück Alufolie mit 1 EL dieser Mischung bestreichen, Seezungenfilets daraufgeben und mit dem Rest der Champignon-Kräutermischung bestreichen. Gut verschließen und im vorgeheizten Backofen 20 Minuten dünsten.

30 g Eiweiß, 10 g Fett, 13 g Kohlenhydrate, 280 Kalorien

Seezungenröllchen in Dillsauce

1 Seezunge (250 g), 1/2 Zitrone, Pfeffer, 1 Msp. Curry, 1/8 l Wasser, 1 Bund Suppengrün, 1 Zwiebel, 1 Lorbeerblatt, 1/2 TL Senfkörner, 1 EL helle Sauce Instant, 1 Bund Dill

Seezunge als Filet vom Fischhändler küchenfertig machen lassen. Filets der Länge nach halbieren, mit Zitronensaft beträufeln, mit Pfeffer und Curry bestreuen, zusammenrollen und mit Holzspeilchen befestigen. Wasser mit geputztem, zerkleinertem Suppengrün, halbierter Zwiebel, Lorbeerblatt und Senfkörnern zum Kochen bringen. Seezungenröllchen hineingeben und bei milder Hitze 15 Minuten gardünsten. Herausnehmen und warm stellen. Fischsud durch ein Sieb gießen, helle Sauce Instant einstreuen und einmal aufkochen lassen. Feingehackten Dill dazugeben und die Seezungenröllchen in der Sauce servieren.

26 g Eiweiß, 2 g Fett, 1 g Kohlenhydrate, 140 Kalorien

Heringe nach Hausfrauen Art

1 Bismarckhering, 1 Zwiebel, 1 Apfel, 1 salzfreie Gurke, 1 Tomate, 1/2 Becher Magerjoghurt, etwas Zitronensaft, je 1 Msp. Curry, Rosenpaprika, Pfeffer und Senf, 1 EL Schnittlauchröllchen

Bismarckhering aufklappen, in der Mitte trennen, so daß zwei Hälften entstehen und in eine längliche Form geben. Mit Zwiebelringen, geschälten Apfelspalten, Gurkenscheiben und Tomatenscheiben belegen. Joghurt mit Zitronensaft, Gewürzen und Senf verrühren und darübergießen, kühl stellen und einige Zeit durchziehen lassen. Dazu schmecken neue Kartoffeln ganz besonders gut.

21 g Eiweiß, 13 g Fett, 26 g Kohlenhydrate, 360 Kalorien

Eierspeisen*

Eierpfanne

1 Zwiebel, 10 g Butter oder Margarine, 200 g Kartoffeln (aus dem Glas), Pfeffer, Majoran, 2 Tomaten, 2 Eier, 1 Prise Muskat, 1 EL Schnittlauchröllchen

Zwiebel schälen, würfeln und in dem heißen Fett andünsten. Kartoffeln aus dem Glas in Scheiben schneiden, dazugeben und mit Pfeffer und Majoran würzen. Die gewaschenen Tomaten in dicke Scheiben schneiden und auf die Kartoffeln geben, zugedeckt 5 Minuten dünsten. Eier mit 1 EL Wasser und etwas geriebenem Muskat verschlagen und über die Tomaten gießen. Stocken lassen und mit Schnittlauchröllchen garnieren.

19 g Eiweiß, 20 g Fett, 46 g Kohlenhydrate, 460 Kalorien

Kräuter-Omelett mit Spargel

2 Eier, etwas Pfeffer und Muskat, 1 EL feingehackte Kräuter (Schnittlauch, Petersilie, Estragon, Kerbel, Basilikum), 10 g Butter oder Margarine, 250 g gedünsteter Spargel

Eier mit Gewürzen und gehackten Kräutern verschlagen und in heißem Fett abbacken. Dabei die Pfanne ständig rütteln, bis die Eimasse unten goldbraun, oben aber noch weich ist. Fertiges Omelett zur Hälfte auf einen vorgewärmten Teller gleiten lassen, den gedünsteten Spargel daraufgeben, und die andere Hälfte darüberklappen.

17 g Eiweiß, 20 g Fett, 6 g Kohlenhydrate, 290 Kalorien

---

* Bei allen Eierrezepten wurden Eier der Gewichtsklasse III berechnet.

Verlorene Eier in Senfcreme

1 l Wasser, 1 Tasse Essig, 2 Eier, 1/8 l Wasser, 2 EL helle Sauce Instant, 1 EL scharfer Senf, 1 Schuß Essig

Wasser mit Essig zum Kochen bringen und die Eier einzeln in das kochende Wasser einschlagen. 4–5 Minuten kochen lassen und dann vorsichtig mit einer Schaumkelle herausnehmen. Warm stellen. 1/8 l Wasser erhitzen, Instant-Saucenpulver einstreuen und mit Senf und einem Schuß Essig abschmecken. Die Eier in der Sauce servieren.

18 g Eiweiß, 16 g Fett, 11 g Kohlenhydrate, 280 Kalorien

Pochiertes Ei »Caroline«

250 g frischer Spinat, Muskat, 20 g Räucherspeck, 1 Zwiebel, 1 Ei, Essigwasser, 1/8 l Milch, 2 EL Tomatensauce Instant, 1 TL Semmelmehl, 1 TL geriebener Käse (30 % Fett i. Tr.)

Spinat putzen und in wenig Wasser dünsten, bis er zusammengefallen ist. Mit einem Schaumlöffel herausnehmen, gut abtropfen lassen und mit Muskat würzen. Räucherspeck in Würfel schneiden, in einer beschichteten Pfanne auslassen und feingewürfelte Zwiebel dazugeben. Unter den Spinat mischen und in eine feuerfeste Form füllen. Ei in kochendes Essigwasser aufschlagen, 4 Minuten kochen lassen, mit einem Schaumlöffel herausnehmen und auf den Spinat geben. Milch erhitzen, Tomatensauce einrühren, einmal aufkochen und über das Ei ziehen. Semmelmehl mit geriebenem Käse mischen, darüberstreuen und im vorgeheizten Backofen 7 Minuten überbacken.

23 g Eiweiß, 27 g Fett, 34 g Kohlenhydrate, 500 Kalorien

Käse-Schaumomelett mit Tomaten

2 Eier, Pfeffer, flüssige Zwiebelwürze, 1 EL geriebener Käse (30 % Fett i. Tr.), 10 g Butter oder Margarine, 4 Tomaten, 1 EL gehackte Petersilie

Eier trennen, Eiweiß sehr steif schlagen, Eigelb mit Pfeffer und Zwiebelwürze verrühren und mit geriebenem Käse vorsichtig unter den Eischnee heben. Fett in einer Pfanne erhitzen, Eischaummasse hineingeben, glattstreichen und mit Deckel zudecken. Bei milder Hitze 10 Minuten garen, dabei nicht den Deckel aufheben. Tomaten überbrühen, häuten und in wenig Wasser dünsten. Leicht pfeffern und mit gehackter Petersilie bestreuen, zu dem Schaumomelett reichen.

22 g Eiweiß, 23 g Fett, 7 g Kohlenhydrate, 340 Kalorien

Ostfriesensalat

2 hartgekochte Eier, 1 rote Paprikaschote, 1 kleiner säuerlicher Apfel, 1 kleine Zwiebel, 1 kleine Dose Nordseekrabben, 1/2 Tasse extra feine Erbsen, 2 EL Magerjoghurt, 1/2 Zitrone, Pfeffer, flüssige Zwiebelwürze, 1 Prise Knoblauchpulver, 1 Msp. Kräutersenf, 1/2 Kasten Kresse

Eier in Scheiben schneiden, Paprikaschote putzen, entkernen und in feine Streifen schneiden. Apfel und Zwiebel schälen und würfeln. Alles mit den gut abgetropften Krabben und Erbsen schichtweise in eine Schüssel füllen. Joghurt mit Zitronensaft, Pfeffer, Zwiebelwürze, Knoblauchpulver und Senf verrühren, über den Salat geben, gut durchziehen lassen und mit Kresse garnieren.

36 g Eiweiß, 14 g Fett, 35 g Kohlenhydrate, 420 Kalorien

Eier-Frikassee

2 Eier, 1/8 l Wasser, 1/8 l Gemüsewasser, 2 EL helle Sauce Instant, 100 g gedünstete Spargelabschnitte, 1 kleine Dose Champignonköpfe, Pfeffer, 1/2 Zitrone, Prise Curry, 1 Bund Petersilie

Eier hart kochen, abschrecken, pellen und achteln. Wasser mit Gemüsewasser erhitzen und helle Sauce Instant einstreuen. Spargelabschnitte und Champignons dazugeben und heiß werden lassen. Mit Pfeffer, etwas Zitronensaft und Curry abschmecken. Eier dazugeben und mit gehackter Petersilie bestreuen.

22 g Eiweiß, 17 g Fett, 23 g Kohlenhydrate, 345 Kalorien

Überbackenes Ei »Asia«

1 Dose Sojabohnenkeime (280 g), 1 Tasse Erbsen, 1 hartgekochtes Ei, 1 Ei, Glutamat, 1 TL Sojasauce, Rosenpaprika, etwas Muskat, 2 EL Semmelmehl, 10 g Butter oder Margarine

Die gut abgetropften Sojabohnenkeime in eine kleine Auflaufform geben. Erbsen darauf verteilen und mit hartgekochten Eischeiben belegen. Ei mit Glutamat, Sojasauce, Rosenpaprika und Prise Muskat verquirlen und über das Ganze gießen. Mit Semmelmehl bestreuen, mit Fettflöckchen belegen und im vorgeheizten Backofen 15 Minuten garen. Zum Schluß kurz unter dem Grill bräunen.

22 g Eiweiß, 14 g Fett, 51 g Kohlenhydrate, 445 Kalorien

Eiersalat »Ascona«

1 hartgekochtes Ei, 50 g Emmentaler Käse (30 % Fett i. Tr.), 1 Gewürzgurke, 1 EL Mandarin-Orangen, Saft von 1/2 Zitrone, flüssiger Süßstoff, Prise Pfeffer, 1 EL gehackte Kräuter (Petersilie, Kerbel, Estragon und Dill)

Ei in Scheiben schneiden, Käse und Gewürzgurken würfeln und mit Mandarin-Orangen mischen. Etwas Mandarin-Orangensaft mit Zitronensaft, Süßstoff, Pfeffer und gehackten Kräutern verrühren, über den Salat geben und gut durchziehen lassen.

21 g Eiweiß, 19 g Fett, 11 g Kohlenhydrate, 315 Kalorien

Spinat-Eierkuchen

1 kleine Packung tiefgefrorener Spinat (300 g), 1 Zwiebel, Muskat, Pfeffer, Prise Curry, 1 Ei, 5 EL Milch, 40 g Mehl, 1 EL Öl

Spinat auftauen, Zwiebel fein würfeln und mit Gewürzen, Ei, Milch und Mehl unter den Spinat geben. In heißem Öl dünne Pfannkuchen abbacken. Aufrollen und zu Frankfurter Würstchen reichen.

28 g Eiweiß, 20 g Fett, 50 g Kohlenhydrate, 525 Kalorien

Feigen-Eierkuchen

40 g Weizenmehl, 1 Ei, 100 ccm Milch, 4 Feigen, 1 EL Öl, 1 EL Zucker und Zimt

Mehl, Ei und Milch verquirlen, bis ein glatter, dickflüssiger Teig entsteht. Feigen in dünne Scheiben schneiden und unter den Teig mischen. In heißem Fett dünne Eierkuchen goldgelb abbacken. Mit Zucker und Zimt bestreuen.

17 g Eiweiß, 19 g Fett, 52 g Kohlenhydrate, 490 Kalorien

Pikantes Rührei

2 Eier, 1 EL Selterswasser, Prise Muskat, Pfeffer, Rosenpaprika, 50 g gekochter Schinken, 1 kleine Gewürzgurke, 1 EL Schnittlauchröllchen

Eier mit Selterswasser und Gewürzen verschlagen. Gekochten Schinken fein würfeln und in einer beschichteten Pfanne heiß werden lassen. Gewürfelte Gewürzgurke dazugeben und mit der Eimasse übergießen. Bei milder Hitze stocken lassen, dabei mit einer Gabel leicht auflockern. Mit Schnittlauchröllchen bestreuen.

24 g Eiweiß, 22 g Fett, 2 g Kohlenhydrate, 320 Kalorien

Diätetische Spiegel- oder Rühreier

2 Eier, Aluförmchen, feuerfester Glasteller, kochendes Wasser

Eier in Aluförmchen aufschlagen und im heißen Backofen stocken lassen.
Eier mit Gewürzen verschlagen oder im ganzen auf einen feuerfesten Glasteller (Jena) geben bzw. aufschlagen und über einem Topf mit kochendem Wasser stocken lassen.
Das Ei bekommt auf diese Weise eine besonders zarte Struktur, und Krustenbildung wird verhindert. Auch wenn kein Fett zugesetzt wird, löst sich das Ei mühelos vom Teller oder der Form.

14 g Eiweiß, 12 g Fett, 168 Kalorien

Feine Palatschinken

1 Ei, 2 EL Mehl, 1 Tasse Milch, Prise Zucker, 1 KL Sonnenblumenöl

Ei mit Mehl, Milch und Zucker verschlagen und in heißem Fett dünne Palatschinken goldgelb abbacken. Diese kann man dann beliebig mit Obst oder gedünstetem Gemüse füllen.

16 g Eiweiß, 15 g Fett, 35 g Kohlenhydrate, 450 Kalorien

Süßes Omelett

2 Eier, 1/2 TL Zucker, 1 TL Speisestärke, 10 g Butter oder Margarine, 1 EL Erdbeermarmelade

Eier trennen, Eiweiß sehr steif schlagen, Eigelb mit Zucker und Speisestärke schaumig rühren. Eischnee vorsichtig unterheben und im heißen Fett bei geschlossenem Deckel und milder Hitze 10 Minuten stocken lassen. Sobald die Oberseite trocken ist, ist das Omelett gar. Mit der Erdbeermarmelade füllen und sofort servieren.

14 g Eiweiß, 20 g Fett, 17 g Kohlenhydrate, 320 Kalorien

Ei-Roulade

1 Ei, 120 g Kalbsschnitzel, Pfeffer, 1 KL Sonnenblumenöl

Ei hart kochen, abschrecken und schälen. Kalbsschnitzel leicht klopfen, pfeffern, um das Ei wickeln und mit einem Holzspeilchen befestigen. Fett erhitzen und die Ei-Roulade von allen Seiten schön braun braten.

32 g Eiweiß, 17 g Fett, 300 Kalorien

Gratinierte Eier

2 große Zwiebeln, 10 g Butter oder Margarine, 1 1/2 EL geriebener Schweizer Käse, 2 Eier, 1 EL saure Sahne, 1 EL Semmelmehl

Zwiebeln fein würfeln und in heißem Fett dünsten. In eine Aluform oder feuerfeste Form geben, 1 EL geriebenen Käse darüberstreuen und die Eier vorsichtig, ohne das Eigelb zu verletzen, daraufsetzen. Mit der sauren Sahne übergießen und das mit dem restlichen Käse vermischte Semmelmehl darübergeben. Im vorgeheizten Backofen oder unter dem Grill backen, bis der Käse zerlaufen ist.

25 g Eiweiß, 28 g Fett, 34 g Kohlenhydrate, 520 Kalorien

Vegetarische Gerichte

Vegetarische Bratlinge

40 g Kernige Haferflocken, 1 TL Öl, 1 kleine gehackte Zwiebel, 1/4 Stange Lauch, 1 kleine Möhre, 1 kleines Stück Sellerie, 1 Ei, Pfeffer, etwas Knoblauchpulver, Glutamat, 1 TL Schnittlauchröllchen, 1 EL Semmelmehl, 1 TL Sonnenblumenöl

Haferflocken in heißem Öl etwas anrösten. Zwiebel dazugeben und glasig werden lassen. Das Gemüse putzen und fein raspeln bzw. sehr fein schneiden, mit Ei und Haferflocken vermischen, mit Pfeffer, Knoblauchpulver und Glutamat würzen. Schnittlauchröllchen dazugeben und mit feuchten Händen kleine Fladen formen. In Semmelmehl wälzen und in heißem Fett goldbraun braten. Dazu: Salatplatte.

16 g Eiweiß, 19 g Fett, 52 g Kohlenhydrate, 470 Kalorien

Haferflockenbratlinge

1/8 l Milch, 40 g Haferflocken, 1 Ei, 1 kleine Zwiebel, Prise Muskat, 1 EL feingehackte Kräuter (Kerbel, Liebstöckl, Melisse, Petersilie), 1 TL Sonnenblumenöl

Milch erhitzen, Haferflocken einstreuen und ausquellen lassen. Ei, geriebene Zwiebel, Muskat und gehackte Kräuter dazugeben und auskühlen lassen. Mit feuchten Händen kleine Fladen formen und in heißem Fett knusprig abbacken.

17 g Eiweiß, 18 g Fett, 38 g Kohlenhydrate, 450 Kalorien

Quarkkeulchen

125 g Magerquark, 1 Ei, 1 TL Zucker, 1 EL Mehl, 1 gekochte und zerdrückte Kartoffel, etwas abgeriebene Zitronenschale, 1 Msp. Backpulver, 1 EL Sonnenblumenöl

Quark, Ei, Zucker, Mehl und Kartoffel zu einem festen Teig verarbeiten. Abgeriebene Zitronenschale und Backpulver dazugeben und kleine flache Plätzchen formen. Öl erhitzen und die Plätzchen goldbraun abbacken. Dazu schmeckt am besten Birnen- oder Aprikosenkompott.

31 g Eiweiß, 18 g Fett, 42 g Kohlenhydrate, 470 Kalorien

Dampfnudeln

80 g Mehl, 10 g Hefe, 1 EL Milch, 1 TL Zucker, 1 Ei, etwas abgeriebene Zitronenschale, 10 g Butter oder Margarine, 10 g Margarine, 4 EL Milch, 1 TL Zucker

Mehl auf ein Brett sieben, in die Mitte eine Mulde drücken und die zerbröckelte Hefe mit warmer Milch und Zucker hineingeben, etwas verrühren, zudecken und an einem warmen Ort 10 Minuten gehen lassen. Abgeriebene Zitronenschale, Ei und Butterflöckchen dazugeben und verkneten, bis der Teig Blasen schlägt. Zudecken und aufgehen lassen, bis er sich um das Doppelte vermehrt hat. Mit einem Löffel kleine Bällchen abstechen und auf einem bemehlten Brett nochmals 10 Minuten gehen lassen. In eine längliche Auflaufform Margarine, Milch und Zucker hineingeben, erwärmen und die Hefeteigbällchen dazugeben. Zugedeckt 20 Minuten leise kochen lassen, bis die Milch verdampft ist. Dazu gibt es Vanillesauce.

25 g Eiweiß, 27 g Fett, 85 g Kohlenhydrate, 720 Kalorien

Fenchel überbacken

2 kleine Fenchelknollen, 2 Tomaten, 150 g Kartoffeln aus dem Glas, Kümmel, Majoran, Pfeffer, Glutamat, 2 EL geriebener Käse (30 % Fett i. Tr.), 1 EL Semmelmehl, 10 g Butter oder Margarine

Fenchelknollen putzen, in Scheiben schneiden und in wenig Wasser halbweich dünsten, das Fenchelgrün fein hacken. Tomaten und Kartoffeln ebenfalls in Scheiben schneiden. Eine kleine Auflaufform leicht ausfetten und nacheinander Fenchel, Tomaten und Kartoffeln einschichten, dabei jede Lage mit den angegebenen Gewürzen bestreuen. Die Oberseite dick mit geriebenem Käse und Semmelmehl bedecken, mit Fettflöckchen belegen und im heißen Backofen 20 Minuten überbacken.

23 g Eiweiß, 14 g Fett, 69 g Kohlenhydrate, 530 Kalorien

Zwiebel-Toast

300 g Zwiebeln, 10 g Butter oder Margarine, 1 Msp. Liebstöckl, etwas grobgehackter grüner Pfeffer, 2 Scheiben Toastbrot, 1 feingehackte Knoblauchzehe, 2 EL geriebener Käse (30 % Fett i. Tr.)

Zwiebeln schälen, in Ringe schneiden und in heißem Fett andünsten, mit Liebstöckl und Pfeffer würzen. Toastbrotscheiben mit der gehackten Knoblauchzehe bestreuen, Zwiebeln darauf verteilen, geriebenen Käse darüberstreuen und im vorgeheizten Backofen oder unter dem Grill 7 Minuten überbacken. Dazu: Salatplatte.

18 g Eiweiß, 15 g Fett, 51 g Kohlenhydrate, 435 Kalorien

Möhren-Nudeln

50 g Bandnudeln, 1/4 l Wasser, 200 g Möhren, 1 EL Sonnenblumenöl, 1/2 Stange Lauch, je 1 Msp. Knoblauch- und Zwiebelpulver, Glutamat, Pfeffer, edelsüßer Paprika, 2 EL geriebener Käse (30 % Fett i. Tr.), 1 TL gehackte Petersilie

Nudeln in kochendem Wasser 10 Minuten garen. Möhren putzen, in dünne Scheibchen schneiden und in heißem Öl anbraten. In feine Ringe geschnittenen Lauch dazugeben, mit Knoblauch, Zwiebel, Glutamat, Pfeffer und Paprika würzen. Unter ständigem Umwenden das Gemüse Farbe nehmen lassen. Die abgetropften Nudeln daruntermischen und mit geriebenem Käse und gehackter Petersilie bestreuen.

21 g Eiweiß, 18 g Fett, 56 g Kohlenhydrate, 500 Kalorien

Gemüse-Gulasch

1/4 Knolle Sellerie, 1 Möhre, 1/2 Stange Lauch, 1 kleine grüne Paprikaschote, 1 kleine Zwiebel, 1 Knoblauchzehe, 150 g Salatgurke, 150 g Kartoffeln, 1 EL Sonnenblumenöl, 1 Tomate, Majoran, Thymian, Kerbel, Glutamat, 1/2 TL zerstoßener Kümmel, Pfeffer, 1 hartgekochtes Ei

Gemüse und Kartoffeln putzen, waschen, in nicht zu große Würfel schneiden, mit der ausgedrückten Knoblauchzehe in heißem Öl andünsten. Geachtelte Tomaten dazugeben, mit Kräutern und den Gewürzen abschmecken. Zugedeckt 15 Minuten dünsten, mit gehacktem, hartgekochtem Ei anrichten.

16 g Eiweiß, 16 g Fett, 58 g Kohlenhydrate, 455 Kalorien

Ungarischer Gemüsetopf

50 g Reis, 1/4 l Wasser, 1/2 TL Curry, 1 Zucchini, 1 kleine Aubergine, 1 grüne Paprikaschote, 1 TL Sonnenblumenöl, 1 Knoblauchzehe, 2 Tomaten, 1 EL extra feine Erbsen, Thymian, Oregano, Zwiebelpulver, Pfeffer, 3–4 Spritzer Tabasco, 50 g Schafskäse

Reis in Currywasser 15 Minuten gar kochen. Zucchini und Aubergine schälen und in dünne Scheiben schneiden. Paprikaschote putzen und achteln. Öl erhitzen, das Gemüse mit der ausgedrückten Knoblauchzehe darin andünsten, geachtelte Tomaten und die Erbsen dazugeben, mit Thymian, Oregano, Zwiebelpulver, Pfeffer und Tabasco würzen. Zugedeckt 10 Minuten dünsten lassen. Dann den Reis unterheben, evtl. nochmals etwas nachwürzen und mit zerbröckeltem Schafskäse bestreuen.

18 g Eiweiß, 20 g Fett, 63 g Kohlenhydrate, 575 Kalorien

Nudelbratlinge nach Großmutter Art

40 g Gabelspaghetti, oder kleine Hörnchennudeln, 1/4 l Wasser, 100 g Champignons, 1 kleine Zwiebel, 1 EL gehackte Kräuter (Petersilie, Melisse, Dill, Maggikraut), 1 TL Öl, 1 EL geriebener Käse (30 % Fett i. Tr.), Pfeffer, 1 Ei, 1 EL Mehl, 1 EL Sonnenblumenöl

Nudeln in kochendem Wasser 15 Minuten weichkochen, abgießen. Champignons putzen, in dünne Scheiben schneiden und mit gehackter Zwiebel in heißem Fett dünsten. Kräuter und geriebenen Käse dazugeben und so lange dünsten, bis alle Flüssigkeit verdunstet ist. Leicht pfeffern. Die Pilzmasse zu den gut abgetropften Nudeln geben. Eigelb und Mehl zufügen. Eiweiß sehr steif schlagen und vorsichtig unterheben. Fett erhitzen, mit einem Löffel kleine Bällchen abstechen und goldbraun braten.

25 g Eiweiß, 25 g Fett, 51 g Kohlenhydrate, 565 Kalorien

Scheiterhaufen

1 altes Brötchen, 100 ccm Milch, 1 Ei, abgeriebene Zitronenschale, 1 EL Zucker, 1/2 Vanillestange, 1 EL Rosinen, 150 g Sauerkirschen, 10 g Butter oder Margarine

Brötchen in Scheiben schneiden, Milch mit Ei, Zitronenschale, Zucker und ausgeschabtem Vanillemark verquirlen und über das Brötchen geben. Rosinen in etwas Wasser einweichen. In eine kleine gefettete Auflaufform die eingeweichten Brötchenscheiben, Rosinen und entsteinten Sauerkirschen einschichten. Mit Fettflöckchen belegen und in dem vorgeheizten Backofen 20 Minuten backen.

15 g Eiweiß, 18 g Fett, 79 g Kohlenhydrate, 570 Kalorien

Süßer Nudelauflauf

1/8 l Milch, 50 g Hörnchennudeln, 10 g Butter oder Margarine, 1 Eigelb, 1 TL Zucker, etwas abgeriebene Zitronenschale, 1 TL gehackte Mandeln, 1 Eiweiß

Milch erhitzen, Nudeln hineingeben und bei milder Hitze 15 Minuten ausquellen lassen. Butter oder Margarine mit Eigelb, Zucker und abgeriebener Zitronenschale schaumig rühren. Ausgekühlte Nudeln und gehackte Mandeln dazugeben und den steifen Eischnee rasch unter die Masse ziehen. In eine gefettete Auflaufform geben und im vorgeheizten Backofen 20 Minuten backen. Mit fertiggekaufter Frucht- oder Schokoladesauce reichen.
Veränderung: Statt Nudeln Reis verwenden.

20 g Eiweiß, 25 g Fett, 54 g Kohlenhydrate, 550 Kalorien

Quarkauflauf

10 g Butter oder Margarine, 1 Eigelb, 1 EL Zucker, 150 g Magerquark, 1 EL Grieß, etwas abgeriebene Zitronenschale, 150 g Aprikosen, 1 Eiweiß

Butter oder Margarine mit Eigelb und Zucker schaumig rühren. Magerquark, Grieß und abgeriebene Zitronenschale dazugeben und gut verrühren. Die gut gewaschenen, entkernten und halbierten Aprikosen zufügen und den sehr steif geschlagenen Eischnee rasch unterziehen. In eine gefettete Auflaufform geben und im vorgeheizten Backofen 25 Minuten goldgelb backen.

35 g Eiweiß, 15 g Fett, 53 g Kohlenhydrate, 530 Kalorien

Brotauflauf

(Sehr gut für Resteverwertung)

100 g Weißbrot (oder verschiedenes Brot), 1/8 l Orangensaft, 20 g Butter oder Margarine, 1 TL Zucker, etwas abgeriebene Zitronenschale, 1 Ei

Vom Brot die Rinde abschneiden, würfeln und mit Orangensaft beträufeln. 30 Minuten durchziehen lassen. Fett mit Zucker, abgeriebener Zitronenschale und dem Eigelb schaumig rühren. Das Brot mit dem Orangensaft dazugeben und glattrühren. Steif geschlagenen Eischnee unterziehen und in eine gefettete Auflaufform geben. Im vorgeheizten Backofen 25 Minuten goldbraun backen.

16 g Eiweiß, 19 g Fett, 69 g Kohlenhydrate, 580 Kalorien

Eintöpfe

Ravioli-Topf

10 g Butter oder Margarine, 1 Zwiebel, 1 Stange Lauch, 50 g Corned beef, 1/4 Dose Eier-Ravioli in Tomatensauce, Thymian, Basilikum, etwas Salbei, Pfeffer

Fett erhitzen, kleingewürfelte Zwiebel und in feine Ringe geschnittenen Lauch darin andünsten. In Würfel geschnittenes Corned beef dazugeben. Mit etwas Wasser ablöschen und 7 Minuten dünsten. Eierravioli dazugeben und mit Thymian, Basilikum, Salbei und Pfeffer würzen.

26 g Eiweiß, 17 g Fett, 52 g Kohlenhydrate, 500 Kalorien

Pichelsteiner-Eintopf

10 g Butter oder Margarine, 100 g Kalbfleisch, 1 Zwiebel, 1 Paket tiefgekühltes Suppengemüse (300 g), 2 Kartoffeln, etwas Bohnenkraut, 1 Blatt Minze, Pfeffer, Glutamat, Knoblauchpulver, etwas Rosenpaprika, 1 TL gehackte Petersilie

Fett erhitzen und das würflig geschnittene Fleisch kräftig darin anbraten. Feingehackte Zwiebel dazugeben, mit etwas Wasser ablöschen und 20 Minuten kochen lassen. Tiefgekühltes Suppengemüse, in kleine Würfel geschnittene Kartoffeln, Bohnenkraut und Minzblatt dazugeben. 10 Minuten kochen lassen und mit den Gewürzen abschmecken. Mit frisch gehackter Petersilie bestreuen.

26 g Eiweiß, 11 g Fett, 54 g Kohlenhydrate, 425 Kalorien

Paprikatopf

1 TL Öl, 1 Zwiebel, 2 EL Langkornreis, 2 Tassen Wasser, 1 grüne Paprikaschote, 2 Tomaten, 1 Paar Wiener Würstchen, Pfeffer, Knoblauchpulver, 2–3 Tropfen Tabasco, etwas Curry und Glutamat, 1 TL gehackte Petersilie

Öl erhitzen, kleingehackte Zwiebel darin glasig dünsten und den gewaschenen Reis dazugeben. Durchdünsten, mit Wasser auffüllen und 10 Minuten kochen lassen. Geputzte, in grobe Stücke geschnittene Paprikaschoten, geachtelte Tomaten und in Scheiben geschnittene Wiener Würstchen dazugeben. Zugedeckt 8 Minuten kochen lassen, mit den Gewürzen kräftig abschmecken und mit gehackter Petersilie bestreuen.

18 g Eiweiß, 25 g Fett, 43 g Kohlenhydrate, 510 Kalorien

Hühnertopf

1 Paket tiefgefrorene Hühnerschenkel (300 g), 2 Fleischknochen, 1/2 l Wasser, 40 g Bandnudeln, 1 Paket tiefgefrorenes Suppengrün, 1 kleine Dose Champignonköpfe, Pfeffer, 3–4 Tropfen flüssige Maggiwürze, Glutamat, 1 TL gehackte Petersilie

Hühnerschenkel auftauen und mit Fleischknochen in 1/2 l Wasser ansetzen. 50 Minuten kochen lassen, zwischendurch öfters abschäumen. Knochen und Hühnerschenkel herausnehmen, Nudeln einstreuen und 10 Minuten leise kochen lassen. Suppengrün und von den Knochen abgelöstes Fleisch dazugeben, ebenso die Champignons, mit Pfeffer, Maggiwürze und Glutamat würzen und 5 Minuten weiterkochen. Mit frisch gehackter Petersilie bestreuen.

38 g Eiweiß, 12 g Fett, 35 g Kohlenhydrate, 410 Kalorien

Bunter Fischertopf

10 g Butter oder Margarine, 1 Möhre, 1 Stange Lauch, 1/4 Knolle Sellerie, 2 mittelgroße Kartoffeln, 1 kleine Dose extra feine Erbsen (140 g), 140 g Seelachsfilet, 1 Schuß Essig, Pfeffer, Glutamat, 3 Tropfen flüssige Maggiwürze, Knoblauchwürze, 1 EL gehackte Petersilie

Fett erhitzen, das geputzte, kleingeschnittene Gemüse und die gewürfelten Kartoffeln darin andünsten. Mit etwas Wasser ablöschen und zugedeckt 15 Minuten kochen lassen. Erbsen und gewürfelten Fisch dazugeben, 5 Minuten ziehen lassen. Mit Essig, Pfeffer, Glutamat, Maggiwürze und flüssiger Knoblauchwürze abschmecken. Mit gehackter Petersilie bestreuen.

41 g Eiweiß, 10 g Fett, 50 g Kohlenhydrate, 560 Kalorien

Hackfleischpfanne

1 TL Öl, 100 g Beefsteakhack, 1 Zwiebel, 1 TL italienisches Tomatenmark, etwas Thymian und Oregano, 1 Knoblauchzehe, 100 g Kartoffeln aus dem Glas, 2 Tomaten, Pfeffer, 1 Scheibe Käse (25 g — 30 % Fett i. Tr.), 1 TL Schnittlauchröllchen

Öl erhitzen und das Hackfleisch mit der kleingewürfelten Zwiebel kräftig anbraten. Mit Tomatenmark, Thymian, Oregano und ausgedrückter Knoblauchzehe würzen. In Scheiben geschnittene Kartoffeln und Tomaten daraufgeben, mit Pfeffer bestreuen und mit der Käsescheibe abdecken. Bei geschlossenem Deckel 10 Minuten dünsten. Mit Schnittlauchröllchen bestreuen.

26 g Eiweiß, 20 g Fett, 28 g Kohlenhydrate, 425 Kalorien

Grüner Bohneneintopf

200 g mageres Suppenfleisch (mit Knochen), 1 Zwiebel, 250 g grüne Bohnen (oder ein Paket tiefgefrorene Brechbohnen), etwas Bohnenkraut, 2 mittelgroße Kartoffeln, Pfeffer, Knoblauchpulver, 1 TL gehackte Petersilie

Suppenfleisch in 1/2 l Wasser mit der halbierten Zwiebel zum Kochen bringen und bei geschlossenem Deckel 40 Minuten kochen. Geputzte und gebrochene Bohnen, Bohnenkraut und gewürfelte Kartoffeln dazugeben. 15 Minuten weiterkochen lassen. Mit Pfeffer und Knoblauch würzen und mit gehackter Petersilie bestreuen.

33 g Eiweiß, 27 g Fett, 45 g Kohlenhydrate, 590 Kalorien

Kartoffel-Fleisch-Eintopf

2 große Kartoffeln, 1 Zwiebel, 80 g Fleischwurst, 1 Möhre, 1 Stange Lauch, Knoblauchpulver, Pfeffer, Glutamat, etwas Rosmarin und Basilikum, 2 EL saure Sahne, etwas Muskat, 1 TL geriebener Käse

Kartoffeln schälen und in Scheiben schneiden. In einen gewässerten Tontopf eine Lage Kartoffelscheiben geben, darauf Zwiebelringe, dann Wurstscheiben. Möhrenscheiben und in feine Ringe geschnittenen Lauch verteilen. Jede Lage mit Knoblauch, Pfeffer und Glutamat würzen. Mit Kartoffelscheiben abdecken, mit Rosmarin und Basilikum würzen. Saure Sahne mit Muskat und geriebenem Käse verrühren und über das Ganze gießen. In den kalten Ofen schieben und bei geschlossenem Deckel 35 Minuten backen. Deckel abnehmen und 5 Minuten überbacken.

18 g Eiweiß, 29 g Fett, 39 g Kohlenhydrate, 520 Kalorien

Himmel und Erde

2 große Kartoffeln, 1 Apfel, Pfeffer, Majoran, 1/2 Tasse Apfelwein, 120 g Hähnchenleber, 1 Zwiebel, 1 TL Öl

Kartoffeln schälen und würfeln, Apfel schälen und in Spalten schneiden. In einen gewässerten Tontopf geben, mit Pfeffer und Majoran würzen und mit Apfelwein übergießen. In den kalten Ofen schieben und 30 Minuten dünsten. In einer Pfanne Öl erhitzen, Leber mit Zwiebelwürfeln von allen Seiten kräftig anbraten und zu dem Kartoffel-Apfelbrei reichen.

26 g Eiweiß, 8 g Fett, 53 g Kohlenhydrate, 465 Kalorien

Gemüse

Möhrengemüse

2 große Möhren, Glutamat, 1 TL gehackte Petersilie

Geputzte Möhren in Scheibchen schneiden. In Alufolie geben, mit Glutamat bestreuen. Folie verschließen und in einen Topf mit wenig Wasser geben. 15 Minuten kochen lassen. Mit Petersilie bestreuen.

2 g Eiweiß, 12 g Kohlenhydrate, 58 Kalorien

Kohlrabigemüse

2 junge Kohlrabi, Pfeffer, Glutamat

Kohlrabi putzen, die zarten Blätter fein hacken und die Knollen in feine Scheibchen schneiden. In Alufolie geben, mit Pfeffer und Glutamat bestreuen, Folie verschließen und in einem Topf mit wenig Wasser 15 Minuten garen. Mit dem feingehackten Grün bestreuen.

2 g Eiweiß, 6 g Kohlenhydrate, 36 Kalorien

Italienisches Gemüse

1/2 Stange Lauch, 1/2 Salatgurke, 2 kleine Tomaten, 10 g Butter, Pfeffer, Oregano, Knoblauchpulver, 1 Bund Dill

Geputzten Lauch in Ringe, geschälte Gurke in Stücke schneiden, Tomaten achteln. Butter erhitzen und das Gemüse darin anschmoren. Mit ganz wenig Flüssigkeit ablöschen, mit Pfeffer, Oregano und Knoblauchpulver würzen und 10 Minuten dünsten lassen. Mit feingeschnittenem Dill bestreuen.

2 g Eiweiß, 8 g Fett, 8 g Kohlenhydrate, 130 Kalorien

Paprika-Zwiebelgemüse

1 grüne Paprikaschote, 1 große Zwiebel, 1 kleine Zucchini, 10 g Margarine, Glutamat, Pfeffer, 1 TL gehackte Petersilie

Paprikaschoten putzen und achteln. Zwiebel in Ringe, geschälte Zucchini in dicke Scheiben schneiden. Fett erhitzen und das Gemüse andünsten. Mit wenig Wasser ablöschen, mit Glutamat und Pfeffer würzen und 10 Minuten dünsten lassen. Mit gehackter Petersilie bestreuen.

2 g Eiweiß, 8 g Fett, 14 g Kohlenhydrate, 145 Kalorien

Fenchelgemüse

1 große Knolle Fenchel, 1 TL Öl, 2 Tomaten, Pfeffer, Oregano, Glutamat

Den geputzten Fenchel in dünne Scheiben schneiden, das junge Grün feinhacken. Öl erhitzen und Fenchel andünsten. Geachtelte Tomaten dazugeben, mit Pfeffer, Oregano und Glutamat würzen und 15 Minuten dünsten. Mit dem feingehackten Fenchelgrün bestreuen.

4 g Eiweiß, 5 g Fett, 15 g Kohlenhydrate, 120 Kalorien

Broccoli

250 g Broccoli, 10 g Butter, 1 EL Semmelbrösel

Broccoli 10 Minuten in kaltes Wasser legen, herausnehmen, waschen und in wenig kochendes Wasser geben. 15 Minuten gar kochen. Butter erhitzen, Semmelbrösel dazugeben und rösten. Den gut abgetropften Broccoli mit den gerösteten Semmelbröseln bestreuen.

9 g Eiweiß, 8 g Fett, 23 g Kohlenhydrate, 205 Kalorien

Gedünsteter Chicorée

2—3 dicke Stangen Chicorée, Glutamat, 10 g Butter

Chicorée sorgfältig waschen und das bittere Ende keilförmig herausschneiden. In Alufolie geben, mit Glutamat bestreuen, Folie gut verschließen und im vorgeheizten Backofen oder in einem Topf mit wenig kochendem Wasser 15 Minuten dünsten. Folie öffnen, Chicorée herausnehmen und frische Butter daraufgeben.

3 g Eiweiß, 8 g Fett, 5 g Kohlenhydrate, 110 Kalorien

Erbsengemüse

300 g frische Erbsen, Glutamat, 1 TL gehackte Petersilie

Erbsen auspahlen, in Alufolie geben, mit Glutamat bestreuen, Folie verschließen und in kochendem Wasser 15 Minuten garen. Mit gehackter Petersilie bestreuen.

9 g Eiweiß, 18 g Kohlenhydrate, 110 Kalorien

Artischocke mit Kräuterdip

1 Artischocke, Pfeffer, 1 Knoblauchzehe, 2 Blättchen Minze, Petersilie, 1/2 Becher Magerjoghurt, 1 EL saure Sahne, etwas Zitronensaft, Pfeffer, 1 EL gehackte Kräuter (Borretsch, Estragon, Kerbel, Petersilie, Dill)

Artischocke von Stiel und den äußeren harten Blättern befreien. Spitzen der Blätter stutzen, zwischen die Artischockenblätter zerdrückten Knoblauch, Pfeffer, Minzblättchen und Petersilie geben. Artischocke in kochendes Wasser legen und 30 Minuten garen. Sie ist gar, wenn sich eines der Blätter leicht herausziehen läßt. Aus Joghurt, saurer Sahne, Gewürzen und feingehackten Kräutern einen Dip herstellen. Das fleischige Ende der Artischockenblätter in den Kräuterdip stippen und Artischockenfleisch mit den Zähnen abstreifen. Den vom Artischockenheu befreiten Boden in Würfel schneiden und mit dem Rest des Kräuterdips essen.

9 g Eiweiß, 3 g Fett, 28 g Kohlenhydrate, 175 Kalorien

Blumenkohl

1 kleiner Blumenkohl, 1/2 Zitrone, 1 EL Milch, 10 g Butter, 1 EL Semmelmehl

Blumenkohl 10 Minuten in kaltes Wasser legen. In kochendem Wasser, dem Zitrone und Milch beigefügt sind, 20 Minuten garen (oder im Dampfdrucktopf nach Vorschrift ca. 10 Minuten). Butter zerlassen und Semmelbrösel darin anrösten. Über den fertigen Blumenkohl geben.

9 g Eiweiß, 9 g Fett, 20 g Kohlenhydrate, 200 Kalorien

Ohne geröstete Semmelbrösel:
6 g Eiweiß, 6 g Kohlenhydrate, 50 Kalorien

Auberginengemüse

2 kleine Auberginen, 1 TL Öl, Muskat, Pfeffer, Glutamat, etwas Zitronensaft

Auberginen schälen und in dicke Scheiben schneiden. Öl erhitzen und die Auberginen darin andünsten. Bei schwacher Hitze 15 Minuten weichdünsten. Mit Muskat, Pfeffer, Glutamat und etwas Zitronensaft würzen.

3 g Eiweiß, 5 g Fett, 12 g Kohlenhydrate, 110 Kalorien

Brechbohnen

200 g grüne Bohnen, 10 g Butter oder Margarine, 1 Knoblauchzehe, 1 Msp. Thymian, etwas Bohnenkraut

Die geputzten Bohnen zweimal brechen und in heißem Fett andünsten. Ausgedrückte Knoblauchzehe, Thymian und Bohnenkraut dazugeben und bei milder Hitze 15—20 Minuten dünsten.

4 g Eiweiß, 8 g Fett, 10 g Kohlenhydrate, 140 Kalorien

Champignongemüse

1 große Zwiebel, 1 TL Öl, 200 g Champignons, Pfeffer, Glutamat, 1 TL gehackte Petersilie

Die gewürfelte Zwiebel in Öl glasig dünsten, gewaschene und geputzte Champignons in feine Scheiben schneiden und dazugeben. 10 Minuten im eigenen Saft dünsten lassen. Mit gehackter Petersilie bestreuen.

7 g Eiweiß, 5 g Fett, 15 g Kohlenhydrate, 130 Kalorien

Pfifferlinge

1 kleine Zwiebel, 1 Knoblauchzehe, 5 g Öl, 125 g Pfifferlinge, Pfeffer, 1 TL gehackte Petersilie

Gewürfelte Zwiebel und zerdrückte Knoblauchzehe in heißem Öl andünsten. Die gewaschenen und gut geputzten Pfifferlinge dazugeben und 10 Minuten dünsten. Mit Pfeffer würzen und mit gehackter Petersilie bestreuen.

2 g Eiweiß, 5 g Fett, 7 g Kohlenhydrate, 80 Kalorien

Spargel

500 g Spargel, 1/4 l Wasser, 1 Stückchen Würfelzucker, 1 Prise Salz, 1 TL Butter

Spargel mit einem Spezialschäler schälen und die verholzten, dicken Enden abschneiden. Wasser mit Zucker, Prise Salz und Butter erhitzen, Spargel gebündelt einlegen und 15 Minuten bei milder Hitze garen.

5 g Eiweiß, 10 g Kohlenhydrate, 75 Kalorien

Gemüse-Allerlei

1 Möhre, 100 g Brechbohnen, 50 g ausgelöste Erbsen, 1/4 Knolle Sellerie, Pfeffer, Glutamat, etwas Bohnenkraut, 1 TL gehackte Petersilie

Gemüse waschen und putzen. Möhren in Scheibchen, Brechbohnen zweimal brechen und Sellerie in feine Stifte schneiden. Jedes Gemüse extra in Alufolie wickeln. Möhren, Erbsen und Sellerie mit Glutamat und Pfeffer bestreuen, zu den Bohnen etwas Bohnenkraut geben. Die Päckchen gut verschließen und zusammen in einem flachen Topf mit wenig kochendem Wasser 15 Minuten garen. Vorsichtig aus der Folie nehmen und nach Belieben vermischen oder auf einer Gemüseplatte anrichten, mit Petersilie bestreuen.

7 g Eiweiß, 19 g Kohlenhydrate, 110 Kalorien

Rosenkohl

250 g Rosenkohl, abgeriebene Muskatnuß, Glutamat

Gewaschenen und geputzten Rosenkohl in Alufolie geben, mit etwas abgeriebener Muskatnuß und Glutamat bestreuen, gut verschließen und in wenig kochendem Wasser 20 Minuten garen.

10 g Eiweiß, 2 g Fett, 15 g Kohlenhydrate, 105 Kalorien

Lauchgemüse

4 kleine Stangen Lauch, Glutamat, 1 EL geriebener Käse (30 %ig)

Lauch waschen, von den zähen, groben Außenblättern befreien und halbieren. In einen gewässerten Tontopf geben, 3 EL Wasser zufügen und mit Glutamat bestreuen. In den kalten Ofen schieben, auf 220 Grad stellen und 30 Minuten bei geschlossenem Deckel garen. Deckel entfernen, Käse über den Lauch streuen und bei Oberhitze 5 Minuten überbacken.

9 g Eiweiß, 3 g Fett, 13 g Kohlenhydrate, 120 Kalorien

Sauerkraut mit Ananas

250 g Sauerkraut aus Dose, Glas oder Beutel, 1 kleiner Apfel, 1 Schuß Weinessig, 2 EL Ananasraspeln aus der Dose, 2 EL Ananassaft

Sauerkraut mit etwas Wasser zum Kochen bringen. Apfel schälen, entkernen und in dünne Spalten schneiden. Mit Weinessig zum Kraut geben und zugedeckt 30 Minuten kochen lassen. Ananasraspeln und -saft dazugeben, heiß werden lassen und servieren.

5 g Eiweiß, 32 g Kohlenhydrate, 150 Kalorien

Spinat

400 g Spinat, 1/4 l Wasser, 10 g Butter oder Margarine, 1 kleine Zwiebel, 1 Knoblauchzehe, Pfeffer, etwas geriebene Muskatnuß, 1 TL Magermilchpulver-Instant

Spinat putzen und gründlich waschen. In kochendes Wasser geben und 10 Minuten garen. Abtropfen lassen und grob hakken. Fett erhitzen, kleingewürfelte Zwiebel und zerdrückte Knoblauchzehe darin andünsten. Spinat dazugeben und erhitzen. Mit Muskat und Pfeffer abschmecken, mit Milchpulver sämig machen.

10 g Eiweiß, 8 g Fett, 15 g Kohlenhydrate, 190 Kalorien

Salate

Gurkensalat

1 kleine Salatgurke (250 g), 1 Knoblauchzehe, Pfeffer, etwas Zitronensaft, Zwiebelpulver, 1 EL Cottage Cheese, Pfeffer, Dill

Gurke gut waschen und mit der Schale in feine Scheiben schneiden. Ausgedrückte Knoblauchzehe, Pfeffer, Zitronensaft und Zwiebelpulver dazugeben. 10 Minuten durchziehen lassen, auf einen Glasteller oder eine Portionsschüssel geben, Cottage Cheese daraufgeben, mit Pfeffer bestäuben und mit feingeschnittenem Dill bestreuen.

3 g Eiweiß, 1 g Fett, 3 g Kohlenhydrate, 40 Kalorien

Rotkohlrohkost

150 g Rotkohl, Pfeffer, Saft von 1 Zitrone, etwas flüssiger Süßstoff, 1 TL Öl, 1 kleine Zwiebel, 1 Orange

Rotkohl putzen, waschen und in sehr feine Streifen geschnitten 4 Minuten blanchieren. Pfeffer, Zitronensaft, etwas flüssigen Süßstoff und Öl dazugeben und zugedeckt 10 Minuten durchziehen lassen. Gewürfelte Zwiebel und kleingeschnittene Orange dazugeben, durchmischen und 1 Stunde ziehen lassen.

3 g Eiweiß, 5 g Fett, 24 g Kohlenhydrate, 150 Kalorien

Sommersalat

1 Tomate, 1 Bund Radieschen, 1 kleine Zwiebel, Pfeffer, Saft von 1 Zitrone, Knoblauchpulver, 1 Msp. Kräutersenf, 1 TL Öl, 1/2 Kopfsalat, 1/2 Kästchen Kresse

Tomate achteln, Radieschen in feine Scheibchen schneiden, Zwiebel würfeln. Pfeffer, Zitronensaft, Knoblauchpulver, Senf und Öl dazugeben. Gewaschenen, gut abgetropften, zerkleinerten Salat und Kresse vorsichtig unterheben und kurz durchziehen lassen.

5 g Eiweiß, 5 g Fett, 15 g Kohlenhydrate, 135 Kalorien

Endiviensalat

1/2 Endiviensalat, Saft von 1 Zitrone, Pfeffer, etwas flüssiger Süßstoff, 2 EL Mandarin-Orangen aus der Dose

Endiviensalat putzen, fein schneiden, kurz waschen und gut abtropfen lassen. Zitronensaft, Pfeffer und flüssigen Süßstoff dazugeben und mit den Mandarin-Orangen mischen. Kurz durchziehen lassen.

2 g Eiweiß, 18 g Kohlenhydrate, 80 Kalorien

Rapunzel- oder Feldsalat

100 g Feldsalat, 1/2 Pampelmuse, 1/2 Becher Magerjoghurt, Saft 1/2 Zitrone, etwas flüssiger Süßstoff, 2 Umdrehungen aus der Pfeffermühle

Salat verlesen, gründlich waschen und abtropfen lassen. Pampelmuse würfeln und zu dem Salat geben. Joghurt mit Zitronensaft, Süßstoff und Pfeffer verschlagen und über den Salat geben.

6 g Eiweiß, 1 g Fett, 16 g Kohlenhydrate, 80 Kalorien

Wachsbohnensalat

150 g Wachsbohnen aus der Dose (oder 200 g frische), 1 Zwiebel, Pfeffer, 1 EL Estragonessig, 1 TL Öl, 1 TL gehackte Petersilie

Wachsbohnen abgießen oder putzen und in wenig Wasser 15 Minuten garen. Kleingehackte Zwiebel, Pfeffer, Essig und Öl dazugeben, mit gehackter Petersilie bestreuen.

4 g Eiweiß, 5 g Fett, 12 g Kohlenhydrate, 110 Kalorien

Paprika-Tomatensalat

1 kleine grüne Paprikaschote, 2 Tomaten, 1 Zwiebel, 2 EL Basilikumessig, 1 TL Öl, Pfeffer, Knoblauchpulver, 1 TL Schnittlauchröllchen

Paprikaschote entkernen, waschen und in feine Streifen schneiden, Tomaten in Scheiben, Zwiebel in feine Ringe schneiden. Essig, Öl, Pfeffer und Knoblauchpulver dazugeben und gut durchziehen lassen. Mit Schnittlauchröllchen bestreuen.

3 g Eiweiß, 5 g Fett, 12 g Kohlenhydrate, 105 Kalorien

Radicchio-Fenchelsalat

100 g Radicchio, 1 kleine Fenchelknolle, Saft von 1 Zitrone, Pfeffer, etwas flüssiger Süßstoff, 1 Knoblauchzehe, 1 TL Öl

Radicchio putzen, Blätter ganz lassen und kurz waschen. Fenchel putzen und in feine Streifen schneiden, das Grün fein hacken. Alles vermischen, mit Zitronensaft beträufeln, Pfeffer, flüssigen Süßstoff, zerdrückte Knoblauchzehe und Öl dazugeben. Gut durchmischen und sofort servieren.

4 g Eiweiß, 5 g Fett, 16 g Kohlenhydrate, 120 Kalorien

Rettichsalat

1 kleiner Rettich, 1 saurer Apfel, 2 EL saure Sahne, Saft 1/2 Zitrone, Pfeffer, Curry

Rettich und Apfel schälen und grob raspeln. Saure Sahne mit Zitronensaft, Pfeffer und Curry verrühren und darübergeben.

3 g Eiweiß, 4 g Fett, 18 g Kohlenhydrate, 125 Kalorien

Rote Bete-Salat

2 kleine rote Bete, 1 EL Weinessig, 1 TL Öl, 1 kleine Zwiebel, Pfeffer, je 1 Msp. Meerrettich und Senf, 1 TL Schnittlauchröllchen

Rote Bete in der Schale kochen, schälen und in dicke Scheiben schneiden. Mit Weinessig und Öl übergießen und 10 Minuten gut durchziehen lassen. Zwiebel in Ringe schneiden und 3 Minuten blanchieren. Mit Pfeffer, Meerrettich und Senf zu den roten Beten geben und gut durchmischen. Mit Schnittlauchröllchen bestreuen.

3 g Eiweiß, 5 g Fett, 17 g Kohlenhydrate, 135 Kalorien

Beilagen

Kartoffeln

a) 2 mittelgroße Kartoffeln ohne Schale in wenig Wasser garen. Mit Glutamat würzen und mit 1 TL gehackter Petersilie bestreuen.

3 g Eiweiß, 29 g Kohlenhydrate, 128 Kalorien

b) 2 mittelgroße Kartoffeln ohne Schale mit 1 TL Kümmel in wenig Wasser garen.

3 g Eiweiß, 29 g Kohlenhydrate, 128 Kalorien

c) 2 große Kartoffeln mit Schale und 1 TL Kümmel in wenig Wasser garen. Schälen und mit 10 g Kräuterbutter (aus Halbfettmargarine) reichen.

4 g Eiweiß, 4 g Fett, 30 g Kohlenhydrate, 175 Kalorien

d) 2 große Kartoffeln mit Schale mit einem scharfen Messer über Kreuz einritzen, in Alufolie einwickeln und im vorgeheizten Backofen 20 Minuten backen. Folie öffnen und auf jede Kartoffel eine Messerspitze Knoblauchbutter geben, 5 Minuten weiterbacken und herausnehmen.

4 g Eiweiß, 4 g Fett, 30 g Kohlenhydrate, 175 Kalorien

e) 2 mittelgroße Kartoffeln schälen, in Würfel schneiden und in Alufolie geben, mit Glutamat und etwas Pfeffer würzen, Folie gut verschließen und in wenig Wasser in einem Topf 15 Minuten garen.

3 g Eiweiß, 29 g Kohlenhydrate, 128 Kalorien

f) 2 große Kartoffeln schälen, halbieren, in wenig Wasser 10 Minuten kochen, abgießen und durch eine Kartoffelpresse drücken. 10 g Halbfettmargarine, 1 TL Magermilchpulver-Instant und 2 EL heißes Wasser dazugeben und mit einem Schneebesen verschlagen. Mit etwas geriebener Muskatnuß würzen.

   6 g Eiweiß, 4 g Fett, 33 g Kohlenhydrate, 190 Kalorien

g) 2 große Kartoffeln schälen, in wenig Wasser 15 Minuten kochen, abgießen und durch eine Kartoffelpresse drücken. 10 g Halbfettmargarine und etwas gehackte Petersilie darübergeben.

   4 g Eiweiß, 4 g Fett, 30 g Kohlenhydrate, 175 Kalorien

Kartoffelsalat

2 mittelgroße Kartoffeln in der Schale in ganz wenig Wasser 10 Minuten kochen. Abschälen und in dünne Scheiben schneiden. 1 kleine Zwiebel hacken, 1 Stück Salatgurke mit der Schale in feine Scheibchen schneiden und zu den Kartoffeln geben. 2 EL Joghurt mit etwas Pfeffer, Zitronensaft, 1 Msp. Senf und 1 TL Schnittlauchröllchen verrühren und über die Kartoffeln geben. Gut durchziehen lassen.

5 g Eiweiß, 24 g Kohlenhydrate, 135 Kalorien

Bratkartoffeln

2 mittelgroße Pellkartoffeln schälen und in Scheiben schneiden. 1 TL Öl erhitzen, eine kleingewürfelte Zwiebel und die Kartoffelscheiben dazugeben. Goldbraun backen. Mit Pfeffer und Glutamat würzen.

3 g Eiweiß, 5 g Fett, 24 g Kohlenhydrate, 155 Kalorien

Gratinierte Kartoffeln

2 mittelgroße, gekochte, in Scheiben geschnittene Kartoffeln in eine leicht ausgefettete Auflaufform geben, mit 1 TL geriebenen Käse überstreuen und im vorgeheizten Backofen 10 Minuten überbacken.

5 g Eiweiß, 8 g Fett, 21 g Kohlenhydrate, 115 Kalorien

Reis

Petersilienreis

50 g Reis (Rohgewicht) in 1/8 l kochendes Wasser geben und bei milder Hitze 10 Minuten ausquellen lassen. 1 EL gehackte Petersilie daruntermischen.

4 g Eiweiß, 39 g Kohlenhydrate, 185 Kalorien

Risi-Bisi

Gekochten Reis mit 2 EL gedünsteten, extra feinen Erbsen vermischen.

6 g Eiweiß, 45 g Kohlenhydrate, 220 Kalorien

Curryreis

Gekochten Reis wie oben mit 1/2 TL Curry vermischen, mit etwas Pfeffer und Glutamat würzen.

4 g Eiweiß, 39 g Kohlenhydrate, 185 Kalorien

Apfelreis

50 g Reis und einen geriebenen Apfel in 1/8 l kochendes Wasser geben. Bei milder Hitze 10 Minuten ausquellen lassen.

5 g Eiweiß, 51 g Kohlenhydrate, 235 Kalorien

Gedünsteter Reis

10 g Butter erhitzen, eine kleingewürfelte Zwiebel darin andünsten, 40 g gewaschenen Reis dazugeben und mit 1 Tasse Wasser auffüllen. Bei milder Hitze 10 Minuten ausquellen lassen.

3 g Eiweiß, 8 g Fett, 36 g Kohlenhydrate, 245 Kalorien

Pilzreis

10 g getrocknete Pilze in etwas Wasser 10 Minuten einweichen. 1/8 l Wasser erhitzen, 50 g Reis und die Pilze dazugeben, einmal aufkochen lassen und bei milder Hitze 10 Minuten ausquellen lassen. Mit Glutamat und Pfeffer würzen.

6 g Eiweiß, 43 g Kohlenhydrate, 210 Kalorien

Milchreis

200 ccm entrahmte Milch, 50 g Milchreis, 1/2 Stange Zimt, 1 Stück Zitronenschale

Milch mit Zimt und Zitronenschale erhitzen und den Milchreis hineingeben. Einmal aufkochen lassen und bei milder Hitze 20 Minuten ausquellen lassen.

11 g Eiweiß, 49 g Kohlenhydrate, 255 Kalorien

Nudeln

1/2 l Wasser mit 1 TL Öl zum Kochen bringen und 50 g Nudeln (Spaghetti, Makkaroni oder Hörnchen) hineingeben. 10 Minuten kochen lassen, die Nudeln sollen noch »bißfest« sein. Abgießen, aber nicht abschrecken. Nur mit einer Gabel die Nudeln leicht auflockern.

7 g Eiweiß, 2 g Fett, 34 g Kohlenhydrate, 195 Kalorien

Fertigprodukte

Kartoffelknödel im Kochbeutel

Sehr günstig, weil jeder Knödel einzeln zubereitet werden kann. 1 Knödel hat 125 Kalorien.

Knödel halb und halb

2 Knödel à 90 g haben 3 g Eiweiß, 43 g Kohlenhydrate, 190 Kalorien.

Rohe Klöße

2 Knödel à 90 g haben 3 g Eiweiß, 43 g Kohlenhydrate, 190 Kalorien.

Gekochte Klöße

2 Knödel à 90 g haben 3 g Eiweiß, 1 g Fett, 44 g Kohlenhydrate, 210 Kalorien.

Semmelknödel

2 Knödel à 100 g haben 9 g Eiweiß, 2 g Fett, 51 g Kohlenhydrate, 265 Kalorien.

Desserts

Fürst-Pückler-Speise

100 g Magerquark, 1 TL Milch, 1 Zitrone, 1 EL Nesquick, 1 EL Milch, 100 g Himbeeren, 1 EL Zucker

Quark mit Milch verrühren und die Menge halbieren. Eine Hälfte mit Zitronensaft, die andere Hälfte mit Nesquick und Milch verrühren. Himbeeren säubern, in ein Schüsselchen geben und mit Zucker bestreuen. Nun den Zitronenquark und obendrauf den Nesquickquark geben und kühl stellen.

21 g Eiweiß, 4 g Fett, 30 g Kohlenhydrate, 240 Kalorien

Joghurtspeise

1 Becher Magerjoghurt, Saft von 1 Orange, flüssiger Süßstoff, 2 Blatt weiße Gelatine, 1 Orange

Joghurt mit Orangensaft verschlagen und mit Süßstoff süßen. In die aufgelöste Gelatine rühren und im Kühlschrank erstarren lassen. Mit filierten Orangenscheiben garnieren.

13 g Eiweiß, 2 g Fett, 27 g Kohlenhydrate, 160 Kalorien

Fruchtgelee

2 Kiwifrüchte frisch oder aus der Dose, je 1/8 l Orangen- und Pampelmusensaft, 3 Blatt weiße Gelatine, flüssiger Süßstoff nach Bedarf

Frische Kiwifrüchte schälen, in Scheiben schneiden und in ein Schüsselchen geben. Obstsaft in die aufgelöste Gelatine rühren, nach Geschmack süßen und über die Kiwi gießen, im Kühlschrank erstarren lassen.

7 g Eiweiß, 31 g Kohlenhydrate, 140 Kalorien

Stachelbeercreme

200 g reife Stachelbeeren, 1/8 l Wasser, flüssiger Süßstoff, 3 Blatt weiße Gelatine, 2 EL Schlagschaum, entrahmte Frischmilch oder 1,5 %ige H-Milch

Stachelbeeren putzen und mit 1/8 l Wasser zum Kochen bringen. 5 Minuten kochen lassen und durch ein Sieb streichen oder im Mixer pürieren. Mit flüssigem Süßstoff nach Geschmack süßen. Eingeweichte, gut ausgedrückte Gelatine nach Packungsvorschrift auflösen und unter die Fruchtmasse rühren, kühl stellen, bis die Speise anfängt, leicht zu gelieren. Aufgeschlagenen Schlagschaum unterziehen und ganz erstarren lassen.

7 g Eiweiß, 20 g Kohlenhydrate, 145 Kalorien

Rhabarberspeise

200 g Rhabarber, 1 EL Zucker, 1 Banane, 1 Eiweiß

Rhabarber waschen, in kleine Stückchen schneiden und mit Zucker in ganz wenig Wasser weich dünsten. Banane schälen und zerdrücken, Eiweiß sehr steif schlagen und mit dem Bananenmus unter den abgekühlten Rhabarber ziehen.

5 g Eiweiß, 40 g Kohlenhydrate, 185 Kalorien

Pflaumenkompott

200 g Pflaumen, 1/2 Stange Zimt, 1 Gewürznelke, Süßstoff nach Geschmack

Pflaumen halbieren, entsteinen und mit Zimt, Gewürznelken in ganz wenig Wasser 8 Minuten dünsten. Zimt und Gewürznelke entfernen und mit flüssigem Süßstoff nach Geschmack süßen.

24 g Kohlenhydrate, 100 Kalorien

Apfelcreme

200 g Äpfel, Saft 1/2 Zitrone, 1/2 Zimtstange, 1/4 l Wasser, 2 Blatt weiße, 1 Blatt rote Gelatine, flüssiger Süßstoff, 2 Zwiebäcke

Äpfel schälen, Kerngehäuse entfernen und mit Zitronensaft und Zimtstange in 1/4 l Wasser weich kochen. Die eingeweichte, gut ausgedrückte Gelatine in dem heißen Apfelbrei auflösen und mit flüssigem Süßstoff nach Geschmack süßen. Den Boden eines Schüsselchens mit zerbröseltem Zwieback belegen und die Apfelcreme darauffüllen. Im Kühlschrank erstarren lassen.

7 g Eiweiß, 36 g Kohlenhydrate, 180 Kalorien

Bratapfel im Römertopf

1 großer Boskop- oder Berlepschapfel, 1 TL Rosinen, 1 TL Mandelsplitter

Mit einem Apfelausstecher Kerngehäuse des Apfels entfernen, Rosinen und Mandeln in die Aushöhlung geben und in einen gewässerten Tontopf geben. In den kalten Backofen schieben und 25 Minuten braten.

2 g Eiweiß, 5 g Fett, 26 g Kohlenhydrate, 170 Kalorien

Birne Helene

1/8 l Wasser, 1/2 Stange Zimt, 2 Gewürznelken, 1 Zitronenscheibe, 1 weiche Birne, 1 kleiner Becher Vanilleeis (60 g)

Birne schälen, halbieren, Kerngehäuse entfernen und in wenig Wasser mit Zimtstange, Gewürznelken und Zitronenscheibe 5 Minuten dünsten. Herausnehmen, auf einen Glasteller geben und mit verschlagener Vanilleeiscreme übergießen.

3 g Eiweiß, 7 g Fett, 32 g Kohlenhydrate, 200 Kalorien

Melonenbecher

1/2 kleine Wassermelone (200 g), 1/2 Pampelmuse, 1 Msp. Ingwer, etwas Zitronensaft, 1 TL Orangenlikör

Melone schälen, Kerne entfernen und das Fruchtfleisch in Würfel schneiden. Pampelmuse in Stücke schneiden. Alles in einen hohen Becher füllen, mit Ingwerpulver bestäuben, etwas Zitronensaft darüberträufeln und zum Schluß mit dem Orangenlikör abrunden.

1 g Eiweiß, 17 g Kohlenhydrate, 100 Kalorien

Moccacreme

1/8 l Wasser, 1 TL Kaffeepulver, 3 Blatt weiße Gelatine, 1 Ei, 1 EL Zucker

Kaffeepulver mit heißem Wasser aufgießen, eingeweichte, gut ausgedrückte Gelatine darin auflösen lassen. Eigelb mit Zucker schaumig rühren, Kaffee dazugeben und kühl stellen, bis die Masse anfängt zu gelieren. Dann den sehr steifen Eischnee unterziehen und ganz erstarren lassen.

12 g Eiweiß, 6 g Fett, 20 g Kohlenhydrate, 180 Kalorien

Sauerkirschcreme

200 g Sauerkirschen, flüssiger Süßstoff, 1/8 l Wasser, 2 Blatt weiße und 1 Blatt rote Gelatine, 1 EL Schlagschaum, entrahmte Milch

Entsteinte Sauerkirschen mit flüssigem Süßstoff nach Geschmack und Wasser zum Kochen bringen. 5 Minuten kochen lassen und die eingeweichte, gut ausgedrückte Gelatine darin auflösen. In ein Schüsselchen füllen und im Kühlschrank erstarren lassen. Mit Schlagschaum garnieren.

7 g Eiweiß, 24 g Kohlenhydrate, 155 Kalorien

Mocca-Quarkcreme

100 g Magerquark, 3 EL Orangensaft, Süßstoff, 1 TL Pulverkaffee

Quark mit Orangensaft verrühren, Süßstoff nach Geschmack und Kaffeepulver darunterrühren. Sehr kalt servieren.

18 g Eiweiß, 1 g Fett, 8 g Kohlenhydrate, 115 Kalorien

Himbeercreme

100 g Himbeeren, 1 TL Zucker, 100 ccm Milch (3,5 %ige), 1/2 Vanilleschote, 2 Blatt Gelatine

Gewaschene Himbeeren mit Zucker bestreuen und ziehen lassen. Milch mit der aufgeschnittenen Vanilleschote erhitzen, vom Herd nehmen, einige Minuten ziehen lassen und die Vanillestange entfernen. Eingeweichte und gut ausgedrückte Gelatine in der heißen Milch auflösen und kühl stellen. Beginnt die Masse leicht zu gelieren, die gezuckerten Himbeeren darunterheben und ganz erstarren lassen.

8 g Eiweiß, 3 g Fett, 23 g Kohlenhydrate, 160 Kalorien

Kirschgelee

150 g Kirschsaft, 1 Msp. Ingwerpulver, 1 TL Zitronensaft, 2 Blatt weiße Gelatine

Kirschsaft mit Ingwer und Zitronensaft verrühren. Evtl. noch mit etwas flüssigem Süßstoff nachsüßen. Die Gelatine nach Vorschrift auflösen und den Kirschsaft unterrühren. In Portionsschälchen gießen und im Kühlschrank erstarren lassen.

3 g Eiweiß, 27 g Kohlenhydrate, 120 Kalorien

Brombeer-Joghurtspeise

1 Becher Magerjoghurt, flüssiger Süßstoff, 100 g Brombeeren, 1 TL weißer Rum

Joghurt mit Süßstoff verschlagen. Brombeeren waschen, abtropfen lassen, mit Rum beträufeln und 10 Minuten ziehen lassen. Unter den Joghurt geben und gut gekühlt servieren.

Buttermilchspeise

1/8 l Buttermilch, 2 EL Orangensaft, 1 EL Zitronensaft, flüssiger Süßstoff, 1 Blatt rote und 1 Blatt weiße Gelatine

Buttermilch mit Orangen- und Zitronensaft verschlagen. Mit Süßstoff nach Geschmack süßen und unter die aufgelöste Gelatine rühren. Im Kühlschrank erstarren lassen.

8 g Eiweiß, 1 g Fett, 10 g Kohlenhydrate, 75 Kalorien

Apfelgelee

150 ccm Apfelsaft, 1/2 Stange Zimt, 2 Gewürznelken, 1 Zitronenscheibe, 2 Blatt weiße Gelatine

Apfelsaft mit Zimt, Gewürznelken und Zitronenscheibe erhitzen und die eingeweichte, gut ausgedrückte Gelatine darin auflösen lassen. In Portionsschälchen füllen, kühl stellen und erstarren lassen.

3 g Eiweiß, 18 g Kohlenhydrate, 80 Kalorien

Johannisbeerschnee

150 g rote Johannisbeeren, 1 TL Zitronensaft, flüssiger Süßstoff, 1 Eiweiß

Johannisbeeren waschen, entstielen und mit Zitronensaft im Mixer pürieren oder durch ein Sieb streichen. Mit flüssigem Süßstoff nach Geschmack süßen. Eiweiß sehr steif schlagen und unter die Fruchtmasse heben. Gut gekühlt servieren.

5 g Eiweiß, 12 g Kohlenhydrate, 70 Kalorien

Johannisbeeren mit Kefir

150 g rote Johannisbeeren, 1 Päckchen Vanillinzucker, 3 EL Kefir

Johannisbeeren mit Vanillinzucker bestreuen und etwas ziehen lassen. Sehr gut gekühlten Kefir darübergeben und sofort servieren.

5 g Eiweiß, 1 g Fett, 19 g Kohlenhydrate, 130 Kalorien

Register, nach Kapiteln

Fachbegriffe

Vorspeisen, Suppen

Fleisch

Geflügel

Fisch

Eierspeisen

Vegetarische Gerichte

Eintöpfe

Gemüse

Salate

Beilagen

Desserts

Register, alphabetisch